U0278498

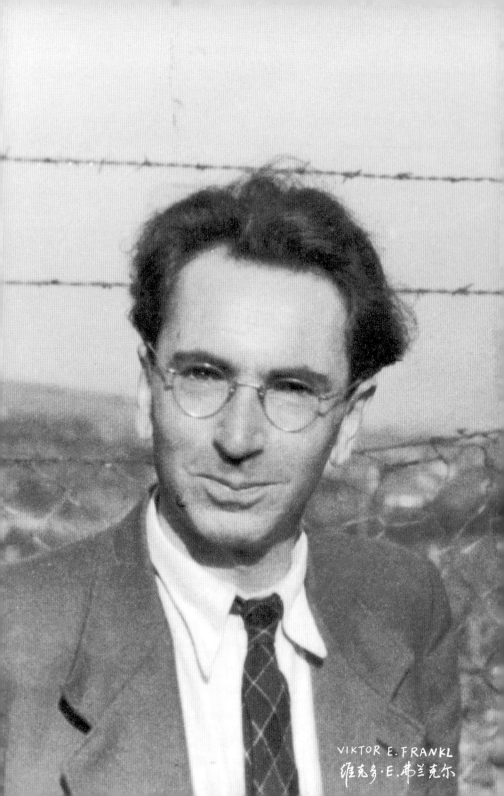

VIKTOR E. FRANKL

维克多·E·弗兰克尔

生活在所有條件下，
都是有意義的！
——維克多·E.弗蘭克爾

活出生命的意义·续篇

[奥] 维克多·E. 弗兰克尔 著
（Viktor E. Frankl）

丛婷婷 译

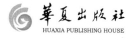

华夏出版社
HUAXIA PUBLISHING HOUSE

北京市版权局著作权合同登记号：图字 01-2024-5937 号

图书在版编目（CIP）数据

活出生命的意义.续篇 / (奥) 维克多·E. 弗兰克尔 (Viktor E. Frankl) 著；丛婷婷译. -- 北京：华夏出版社有限公司, 2025. 2

ISBN 978-7-5222-0656-1

Ⅰ.①活… Ⅱ.①维… ②丛… Ⅲ.①精神疗法 Ⅳ.① R749.055

中国国家版本馆 CIP 数据核字（2024）第 030214 号

活出生命的意义 . 续篇

著　　者	［奥］维克多·E.弗兰克尔
译　　者	丛婷婷
策划编辑	朱　悦　马　颖
责任编辑	马　颖
责任印制	刘　洋

出版发行	华夏出版社有限公司
经　　销	新华书店
印　　刷	三河市万龙印装有限公司
装　　订	三河市万龙印装有限公司
版　　次	2025 年 2 月北京第 1 版　　2025 年 2 月北京第 1 次印刷
开　　本	880×1230　1/32 开
印　　张	5.5
字　　数	100 千字
定　　价	59.80 元

华夏出版社有限公司　　地址：北京市东直门外香河园北里 4 号　邮编：100028
网址：www.hxph.com.cn　电话：（010）64663331（转）
若发现本版图书有印装质量问题，请与我社营销中心联系调换。

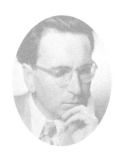

关键其实并不在于单纯的生存问题，而是我们必须给生存一个理由。或者说，问题本身就在于，人究竟该为了什么而活下去？

Viktor E. Frankl

维克多·E. 弗兰克尔

弗兰克尔在奥地利的犹太家庭中长大，于后来的大屠杀中几乎失去了全部家人。弗兰克尔一生曾辗转四个不同的纳粹集中营（包括特莱西恩施塔特和奥斯维辛集中营），最终得以释放。可当他回到维也纳时，却再没有人来迎接他了。他爱的人全都被毒气毒死或遭受折磨而死，包括他当时的妻子、父母与兄弟……

阅读本书时您可能会感到十分震惊，甚至有些惊恐，因为弗兰克尔远远领先于他的时代。换言之，于今天而言，弗兰克尔的思想比以往任何时刻都更加重要，也更具有现实意义。

虽然关于弗兰克尔的文章、报道和讨论繁多，可本书仍有许多令人惊喜的新内容以及对当前热点研究问题和跨学科科学思潮的援引。

Sinn, Freiheit und Verantwortung **目 录**

我曾经听人说，可以通过增加负担来支撑和加固摇摇欲坠的拱顶。虽然听上去自相矛盾，可人亦如此：随着外部困难的增加，人的内在抵抗力似乎也在增强。

其实我是藏着第一本书的完整手稿进入奥斯维辛的。这份手稿后来在美国出版，书名为《医生与灵魂》，也正是从这份手稿中我凝练出生命具有绝对意义的观点。也就是说，在经历集中营的苦难之前，我就已经认为生活在所有条件下都是有意义的，并且可以葆有意义。可以说，这种生活具有绝对意义的观念或信念，经受住了苦难的考验。尽管我在集中营中历经磨难，见惯了死亡，可它仍然是我的信念。从这个意义上说，集中营本身更像是一个实验场，经验和实验证实了我这一观点的合理性。

59　第三章　自由与责任

在混乱的二战时期，在防空洞和集中营里，人们渐渐认识到一个真理：无论何时，人本身才是最关键的。那人又是什么呢？人就是一直在做决定的生物，他需要一直反复决定，决定他是什么，以及下一刻的他又将成为什么。他既可成神，亦可入魔。

89　第四章　基于短暂性的意义与责任

倘若没有死亡，会发生什么，生命又是何种姿态？若一切都可被无限期推迟，又将意味着什么？只有在终将死亡、身处人类存在时间有限这一事实的压力之下时，行动才有意义。不光是行动，还有对世界的体验，也不单单是体验，还包括爱，包括勇敢地承担和忍受我们所肩负的一切，这些都将变得有意义。

推荐序

    2024 年秋日的一个午后，有幸去参观了维克多·弗兰克尔博物馆，该博物馆位于维也纳一栋不起眼的住宅楼楼上，也属于维克多故居的一部分。与我印象中传统意义上的名人博物馆不同，这个迷你博物馆只用很小的空间展示了维克多的生平介绍、影音资料和生前用过的物品，而其余所有的空间都用来展示维克多和其他一些作者对生命意义的思考与箴言。虽然外面秋雨绵延，到访的客人依旧络绎不绝。在参观结束后与工作人员交流时，我问她是否参访者都是维克多作品的读者。回答是肯定的，并且这位优雅的女士又加了一句："都是那一本书的读者！"看来在这里参观不像是通常意义上的游览，更像是一段追求意义的旅程……

正如维克多在原书^①自序中说道："如果数以千万的读者去购买一本标明能解决生活意义的书，那说明这个问题一定是当下急需解决的。"无论是维克多·弗兰克尔博物馆络绎不绝的到访者，还是使用几十种不同语言的数千万读者，其实只有一个目的——探寻意义……

当今的世界，正处于百年未有的大变局之中，全球经济步入后疫情时代，地缘政治动荡给未来造成更多的不确定性。当下的中国，"卷"早已成为网络热词，从教育到医疗，从孩子到成人，从出生到死去，小到图书、大到高铁，似乎一刻都不能停息、永无止境。由"卷"带来的焦虑及其引发的各种身体和心理问题，已经越来越多、越来越严重。在续篇中，维克多在第一篇"关于集体性神经官能症"中就引用了弗洛伊德谈到的"失控的时代"，并指出"紧张焦虑的并不仅仅是我们这代人！"事实也确实如此，不同的时代，会有不同的焦虑的理由，但随着概念、认知和科学的发展，人类只是用更具象的语言、更细化的专业划分去界定这些早已普遍存在的症状罢了。

---

① 本推荐序将《活出生命的意义》及《活出生命的意义·续篇》视为一个整体，其中《活出生命的意义》一书被称为"原书"，而新出版的《活出生命的意义·续篇》被称为"续篇"，请读者朋友对照参考。

尽管维克多在两部作品中多次提到并反复强调，实现意义的三个途径是工作、爱和经历必要的困难，但很多朋友可能还是会不断地思考、不断地问：如何才能做到？路在何方？有没有终极答案？在放下续篇之后，我又重读了原书，发现维克多在原书中已经指明了方向，而续篇又从不同的角度对这条探寻意义之旅进行了补充和强调。现在就让我们一起来跟随这两本书的线索，寻找维克多给出的解决之道吧。

　　1. 开放性感知

　　在原书的开始，维克多先粗略地介绍了自己进入集中营的经历，"长长的铁丝网""岗楼""探照灯"等这些极具画面感的词语，仿佛把我们带到了可以和作者一同体验的那个当下时刻。在后面的内容中，原书也提到了囚犯们对美的体验和对自然的热爱。在续篇中，维克多引用了俾斯麦的话："生活像是看牙医，人们总是认为重要的事情还未到来，可实际上，它已经悄然逝去。"作者还指出"人生如同一出舞台剧"，但我们作为演员，处于聚光灯的照射之下，"看不到自己'在谁面前'表演"。

　　所有这些都在告诉我们，具有开放性感知能力是多么的重要。就像组成一部电影的数百万帧画面中的每一帧画面都有其意义一样（续篇第四章），我们人生当下的每一刻也都有其意义，我们能否感知到呢？在续篇第三章"自由与责任"中，维克多指出"资本主义经济体系的本质在于通过某种方式贬低人，贬低工人，几乎只视其为生产中的机器零件"。有位心理学家也曾经说过，职场中有一大半的时间，人们是在机械性或动物性中，也就是在刺激—反应（reaction）中度过的。在当今时代，这种情况已然泛化到了社交、家庭等多个生活领域，我们都以既定的社会角色完成既定的任务，机械式地做着重复性的工作。这些工作会是维克多所谓"带来意义的工作"吗？

维克多在续篇第四章"战胜短暂性"中指出，我们必须"保持开放姿态"，才能更好去感知，去看到"无限可能性"和多样性。

2. 看到可能性和多样性

"意义"这两个字的含义对于每个人都是一样的，但站在每个人的角度来看，"意义"又是各不相同的。就像没有两片完全一样的树叶一样，没有两个人的"生命意义"会是完全一样的。

在反复的研读中，原书开篇的第一句话给我留下了越来越深刻的印象。维克多强调，他对集中营经历的描述，并不是

"对某些事实的陈述"，而只是自己"个人经历的记录"。事物都有其多样性，每个人都只能从自己的角度去观察和体验。对事物整体的多样性和可能性能否保持开放姿态，会成为我们能否找到属于自己的"意义"的至关重要的因素。

在续篇第三章中，维克多说，一切都"取决于每一个人"。他继续说道："正因为有人性的人占少数，我们才说每一个个体都尤为重要。"与简单重复的机器不同，每个有机体都可以观察到丰富多彩的个体组织，每一个具有多样性的个体共同塑造了鲜活的、富有生机的群体（整体）。

3. 自由选择或决定

在看到更多可能性之后，我们接下来就需要去选择和决定。在原书中，维克多提到害怕自己做决定的犯人更倾向于"听从命运的安排"，但他也接着提出"人还是有可能选择自己的行为的"。我们时时刻刻都"需要做出决定"，但幸运的是我们拥有"最宝贵的自由"，拥有在任何环境中"选择自己的态度和行为方式的自由"。可能很多人会用无法选择的物质条件来反驳这种自由的存在，但维克多强调，"没有任何事物能使人完全丧失自由"，至少在心理和精神层面，"任何人都能够决定自己成为什么样的人"。又或者说，如果我们自己不能够自主决定，就得接受被决定的结果。维克多在续篇第二章的访谈中，用要么做别人在做的事情（"从众主义"），或者要么做的是别人想要他做的事情（"极权主义"），来表达了这种自己无法自由选择或决定的"存在性真空"的出现。

在续篇第三章中，维克多指出："人就是一直在做决定的生物。""他既可成神，亦可入魔。"而这又何尝不是我们每个人自己的选择和决定呢？另一位同样来自奥地利的哲学家鲁道夫·施泰纳在其《自由的哲学》一书中对"如何决定有进一步的思考"，进行了如下表述："……关键之处并不在于一旦做出一项决定之后我能否执行它，而在于此决定是如何于我内在形成的。"是我们的机械性或动物性在主导我们做出决定，还是我们自由地选择和决定，两者完全不同。

还是在这一章，维克多继续指出："人的自由与人类社群之间存在一种基础性关系。"有趣的是，作者还纠正了西方社会对马克思主义的偏见，强调了社会经济状况和阶级意识实际上是相互影响的。（完整的）自由不仅仅是"教育的前提""人本质的责任性存在的基础"，而且个体的自由与社群之间也"存在一种基础性关系"。这种国际化的视角，在前一章中也有所体现。维克多甚至提到了中国，"在那里，人们相互关心，为集体和国家工作"，为了国家的未来而努力，并由此找到意义。（该访谈是 1977 年在加拿大进行的。）

4. 找到自己独有的意义

我们终于来到旅程的最后阶段——寻找意义。在续篇中，维克多提到，有人认为"正是这个时代的快节奏让人们疾病缠身"，或是"人类无法应对技术进步"。集体性神经官能症的一个重要特征就是有"空虚感"，人们普遍抱怨生活没有意义、内心空虚，也就是作者在原书中提到的"存在性虚无"。不过，维克多也同时指出，这种生活节奏的加快"无非是人类自我麻醉的方式"，是人们想要逃避内心的空虚而有意为之。而一旦不能实现对意义的追求，人们就会贪图享乐，转而全力追求权力、名利、性、乃至其他可以"实现精神麻痹的方式"。

在续篇第四章中，维克多还指出，无意义感甚至绝望的实质和根本原因是"偶像化——对某个特定价值的过度崇拜"。其实这也和前面提到的"从众主义""极权主义"以及后面将提到的"狂热主义"相呼应，其本质是没有寻找到属于自己的意义。

维克多在原书中把意义治疗师形容为"眼科医生",而不是"画家"。也就是说,意义治疗师的任务是去医治好患者的眼睛让他们自己去寻找风景,而不是给患者一幅仅供临摹的画作。我们每个人都可以成为自己的"眼科医生",擦亮眼睛,看清自己前行的方向;也可以自己成为画家,去描绘属于自己的生命图景。

维克多为我们指出了追求意义的三种方式:工作,爱,克服困难。弗洛伊德说:"人生最重要的是工作和爱。"纪伯伦说:"劳作就是爱的显现。"看到更多的可能性和多样性、自由地去做出决定或选择,并做好克服那些必须经历的困难的准备,才能真正找到意义!

重要的是,不要流于形式或口号。维克多强调"思想和行动要合二为一",这正是我们中国传统文化倡导的知行合一的体现。在续篇第一章中,维克多提出"如果人类没有口号,就不需要武器"。尤其是"公共观念凝结的口号和标语",会更容易让人们陷入"狂热主义",失去靠自己去找寻的动力和源泉。维克多提醒我们。"世界的状况不妙,但是除非我们每个人都竭尽所能,否则一切会越变越糟。"

某种缘分让我和《活出生命的意义·续篇》相遇,但直至放下书稿，我的内心仍久久不能平静。维克多·弗兰克尔在几篇论文和访谈中谈及的意义疗法的理论基础，他本人对此的解读，以及与他自己生命故事的链接，所有这些一起构成了作为原书补充的扩展阅读内容。这些内容不禁让我的思绪回到了几年前，那是我首次接触到这本被列入"美国最有影响力的十本书籍"之一、全球销售逾千万册的《活出生命的意义》的时候。

作为出版人，我自然清楚千万这个数字背后意味着什么，而更重要的是这本书带给我自己的意义。早在涉足出版领域之前，我就爱好阅读各类书籍，在七年前创办三元翻译研习社之后，更是组织翻译了逾百本外文图书，其中不乏身心成长、内在发展、全人健康等主题的图书。在我阅读《活出生命的意义》这本书之前，我自认为这可能是一个幸存者在经历磨难之后找到人生真谛的故事，而读完书之后，我却发现自己彻底错了。维克多并不是带着书稿走出集中营的那个幸运儿，事实恰恰相反，他带着自己的书稿（理论）进入集中营，在集中营里不断地践行自己的理论并加以完善，最后终于找到自己生命的意义，并最终让书稿得以重见光明（见续篇第二章访谈）。这让我顿悟：我们所做的图书出版工作，其实也都是在支持着我们自己和他人寻找那独一无二的、只属于自己的生命的意义！

魏明宇

2024 年 10 月

于奥地利

　　三元翻译研习社创始人，在工业电气领域耕耘多年后，走上内在之旅；译作包括《像植物一样思考》《清洁的力量》《从正常到健康》等；同时还创办了"有机培训""有机组织发展"，通过学习自然的智慧，旨在让个体与社群成为鲜活的有机体，积极探索迈向健康之路。

　　维克多·弗兰克尔在本书中的演讲和文章，横跨 1946 年到 1984 年的近四十年光阴。这些文章综合再现了弗兰克尔关于自由、生命意义和人的责任之间关系的思考。

　　新出版的文章已按照德语正字法新规进行修改。同时，针对弗兰克尔作品中个别当时流行的通用词汇和医学术语，如"疯人院"或"精神病患者"，也进行了适当调整。

前言

托比亚斯·埃施

教授、博士

几十年来，人们一直着迷于维克多·弗兰克尔的作品，我也一样。我在美国做研究的那几年，他的书可是必读书目。**美国国会图书馆**（实际上的美国国家图书馆）曾将弗兰克尔的《活出生命的意义》列入史上最具影响力的十大书目。科学家、学者、出版人、艺术家、政客等各界名人——甚至是普通人——都认为，他的书是人生必读的重要书目之一。

您面前的这本也将会如此。

维克多·弗兰克尔 1905 年出生于维也纳。他大学期间主修医学，后成为一名神经科医生，并任教于维也纳大学（兼哈佛大学客座教授）。然而，他对于整个 20 世纪产生的深远影响却早已突破了医学边界。他的作品描绘了那个时代的阴暗面和相去寻找生命的意义，探求是什么让我们真正成为人；去回答，如何在极端条件下继续保持精神与行为的自由，如何让自由意志与天然人格、责任以及个体对死亡与痛苦的体验转化成内心的成长和对生命意义的感知。

对光明的一面，并对此进行了阐释，这也成为他的毕生事业：去寻找生命的意义，探求是什么让我们真正成为人；去回答，如何在极端条件下继续保持精神与行为的自由，如何让自由意志与天然人格、责任以及个体对死亡与痛苦的体验转化成内心的成长和对生命意义的感知。

弗兰克尔将人类称为成功的"短暂战胜者"。早在 1946 年，他就证实了人类身上肩负的"行星重任"。他的思想超前于他所处的时代。如果他现在还活着，必然成为常受邀请的脱口秀嘉宾、社交媒体明星或明星博主。

弗兰克尔在奥地利的犹太家庭中长大，于后来的大屠杀中几乎失去了全部家人。弗兰克尔一生曾辗转四个不同的纳粹集中营（包括特莱西恩施塔特和奥斯维辛集中营），最终得以释放。可当他回到维也纳时，却再没有人来迎接他了。他爱的人全都被毒气毒死或遭受折磨而死，包括他的妻子、父母与兄弟。

这还怎么活得下去呢？

正如弗兰克尔自己所描述的，他当时决定暂时不自杀。至少他想"重塑"自己的第一本书——《医疗心理治疗》①。这本

---

① 这份书稿德文版书名为《医疗心理治疗》，后来在美国出版，书名为《医生与灵魂》。

书写于第二次世界大战之前，于 1946 年出版。"重塑"这本书意味着他再次审视自己的过往，此后他那部划时代的作品《活出生命的意义》①面世。与他讲述的故事不同——例如，他是在集中营被监禁期间才首次提出寻求人类生命意义的重大问题，而他的人生大作在某种程度上是被那些恐怖经历"压迫"出来的——弗兰克尔后来指出，所有这些都是他事先已经思考过的，并且大部分已经成文。因此，用他自己的话说，他成为概念验证的活生生的案例：他的苦难，以及在苦难中的成长，恰恰证实了他于大屠杀之前已经写下的那些观点。

弗兰克尔的作品——跨越时间，持续鼓舞

本书的笔触是独特且迷人的。它横跨了近 40 年的时间，带人们深入了解弗兰克尔的全部作品，感受他独特的思考方式、思考的本质，以及他将经历转化为意义的方式。令人惊讶的是，

---

① 《活出生命的意义》中文简体版已由华夏出版社出版。——编者注

他很早就已经以如此清晰和明确的方式阐述了自己的论点，以至于它们历经几十年的考验后依然保持稳定。直至今日，这些论点尽管有所深化，却并没有从根本上受到质疑。

同时，阅读本书时您可能会感到十分震惊，甚至有些惊恐，因为弗兰克尔远远领先于他的时代。换言之，于今天而言，弗兰克尔的思想比以往任何时刻都更加重要，也更具有现实意义。

本书共收录四篇文章：1955年发表在《维也纳医学周刊》上的一篇文章——《关于集体性神经官能症》；1977年参加加拿大电视台采访的转录——《人活着——维克多·弗兰克尔》；1946年法国—奥地利高校会议上的一次演讲——《存在分析与时代难题》；1984年在多恩比恩举行的一次演讲——《战胜短暂性》。虽然关于弗兰克尔的文章、报道和讨论繁多，可本书仍有许多令人惊喜的新内容以及对当前热点研究问题和跨学科科学思潮的援引。

弗兰克尔的思想依然十分前卫，引人入胜。

今天，我们应如何看待弗兰克尔的作品

在阅读这四篇文章时，有三个方面激起了我的兴趣。这些方面不仅展示了维克多·弗兰克尔作品的跨时代特性，也揭示了它与当今科学的关联。我想就这三个方面单独作以下说明。

第一点，我们应如何看待自身死亡？

当意识到死亡即意味着自身终结时，我们又如何在威胁着自身的漫漫虚无之中、在不可避免但最终裹挟着我们的空虚中找到生命的意义？

关于这个问题，弗兰克尔提到了欧达蒙尼亚（Eudaimonia）——一个在亚里士多德的作品中出现过的概念，它指人通过其独特的生活方式和单纯的存在成就了一生，而这本身就是意义。换言之，随着年岁的增长，我们的内心可以体验到越来越多的"回报"，例如感恩和成就感。作为一名神经科学家，我想基于已有的研究补充一点：大脑的奖赏机制会在人的一生中日益强烈地用满足感和幸福感来实施奖赏。

关于这一点，弗兰克尔巧妙地用干草堆和谷仓的图片解释了我们如何在一年结束时，在感恩节，或者说在整个生命过程中，收获我们创造的劳动成果。我们从表象只看得到收割后的田地和收割后满目荒凉的秸秆，然而我们的心里却满载着丰收的喜悦。在这里，弗兰克尔提出了成功"战胜短暂性"的观点。这一观点认为，人其实是过去的创造者。生活迎面而来，经过我们，而在此过程中，我们不同程度地耕耘着自己的生活。因此，真正的意义不在前方，而在我们的周围与身后：我们创造的东西、我们的遗产都将成为永恒的宣誓。这一自我实现，没有任何人可以夺走。从这个意义上说，经历一世的我们本身就是赢家，在这段人生旅程中我们不断创造着意义。

这个概念也让人想起当代哲学家威廉·施密特（Wilhelm Schmidt）。他通过一种对死亡的恐惧，更确切地说，是对无意义和空虚的恐惧，提出反对意见，认为单从我们活着这个事实，从我们是生活的无限可能中被选中的那一个，是无法推导出各自人生意义的。

我们的神经生物学幸福模型描述了一种"C型幸福"，即一种深刻的幸福感和满足感，近似于那种即将到达或已经到达的感觉，是那种当人带着感激和对自身以及对后代的牵挂回望自己一生时再无他求或了然无憾的感觉。当人感受到遗产或"内在知识"，并且感到有责任保护它们，当不再是"成为"，而是"拥有"和"传递"成为重心时，人的内心很可能会归于平静，而到了那时，空虚与虚无似乎（几乎）已不再重要。

第二点，究竟是什么赋予了我们意义？

弗兰克尔在这里给出了三个答案，而这些回答在当前的"幸福研究"以及我们的实验室研究中均得到了验证，令人印象深刻。当人拥有一项任务或一项工作时，或当人能够爱或被爱时，又或者当人在经受生活的苦难考验、在危机中超越自我时，人便会感受到意义。弗兰克尔否认了只有通过苦难才能体验到真正的意义和深刻幸福的观念。他认为人绝不该为此而去刻意寻找苦难，真正让人变得深刻的其实是"将悲剧转化为胜利"的事实。

在这一点上，弗兰克尔提出了他的"自我超越"理念：通过对自身和地球环境承担责任，通过在困难中增强自身力量而成长，我们就能够更强烈地感受到"我们"而非"我"。这种深刻的归属感和切实的责任感不仅跨越空间，也跨越代际界限。弗兰克尔指出，自我超越的前提是这个"我"不应以一个膨胀的"我"的姿态做绊脚石。我们的研究与弗兰克尔更多观察性的假设有着惊人的重合。那些经历了重大生活波折的人，比如经历变故后突然坐上轮椅、无法继续原本生活"规划"的人，有时也会经历"创伤后成长"，即一种内心的成熟。他们有时甚至也能体验到幸福、自由、感激和深层次的满足。

第三点，人们正罹患"时代病"。早在70年前，弗兰克尔就诊断出一种"时代病"或"经理病"。这其实就是我们今天所说的职业倦怠（以前也被称为神经崩溃）。他指出，时代精神是这一疾病的主要根源（其中就包括我们今天所说的压力过大或超负荷）。另外，这一病症也源于内心失衡的感受，例如内在连贯性、共鸣和意义的缺失，亦即内外因素间不良的相互作用共同诱发了这一病症。

在研究中，我们将意义这一维度作为核心单位加入常见的健康概念中，并为其添加一个主观的、符号学的范畴，这与弗兰克尔的观点相吻合。这一维度又进一步细分为两个子类别，一方面基于外部因素（文化、家园），另一方面基于内部因素（意义、精神）。然而，核心特征是一种关联感，要么指向超越的"存在"，要么指向平凡生活中的安稳。换言之，一个人会在自己内心和／或具体生活环境中找到家园（其中也包括与某种

"更高阶"所在的关联感，即弗兰克尔所说的"最终真理"）。如果两者都无法找到，人就会缺失这一重要的健康资源，当危机来临或遭遇命运重创时，产生例如倦怠综合征或无聊症（病态的无聊）等弗兰克尔所说的"神经官能症"。

让我们充满激情

弗兰克尔曾教导我们，无论多绝望，都要保持开放的心态，不要总是思想狭隘、怨天尤人。就算遭受天大的不公，又或是作为一个集体而失败，譬如德意志第三帝国，抑或面对当前的全球性危机，都要如此。同时，他坚决反对集体罪责论，强调关注个人和集体的责任。他强调看到利他主义和自我超越的可能性。这绝不是在宣扬被动妥协，他所强调的恰恰与之相反。

在弗兰克尔看来，人是自由的，因为人可以且必须不断地做出决定。"寻找意义"也是决定之一。这种决定可以在任何时刻做出，没人会提出支持或反对意见。能够如此思考和行动的人始终保持着自己的尊严，也展现出不屈不挠的品质和自由意志。正如著名的威廉·詹姆斯（William James）所写的那样，这种自由意志更多的是指一种意图，而非行为。在弗兰克尔看来，这就是追求意义之意志。

意义不在于寻找，而在于拥有，在于承担责任，其中也包括对于意义的责任。当代科学认为，感受并"拥有"意义的人——而不是寻找意义的人——更幸福（也更健康）。

同样，弗兰克尔反对所谓的"心理主义"。他并不主张将心理问题病理化，他对精神分析和深层心理学亦持怀疑态度。他想要的是从最本真的字面意义上激励我们的精神①：谈论灵魂或拥有信仰，乃至宗教信念（他自己相信"绝对存在"），可能是有益的，但这些都不是体验意义和感受意义的必要条件。相反，这种过于深入的"心灵关怀"可能会误读人的精神力量——一种奇妙的"精神抗争力量"。

在本书中，弗兰克尔再现了人类存在的整个万花筒，而这一切尚未终结。无论是过去还是现在，自由与无力，集体与个

---

① 原文作者用了"begeistern"这个动词，并将词中的"geist"斜体标注。"begeistern"本意为激励、鼓励，而其中的"geist"本身作为德语名词意为"精神"，因而此处将"精神"以楷体标注。——译者注

人，外部与内部，都难以调和地相互对立着。虽然这个时代面临巨大危机，可保持我们的尊严依然至关重要。即便要无奈地对生活说"是"，我们也要保持"顽强"，勇敢地承担起自己的责任。

在此意义上，愿维克多·弗兰克尔成为我们永久的榜样！

托比亚斯·埃施教授

2023 年春写于维藤

托比亚斯·埃施教授，医学博士，神经科学家，健康研究员，全科医生和畅销书作家，自 2016 年起埃施任教于维藤 / 黑尔德克大学综合健康保健与健康促进学院，并担任院长。此前，他曾任哈佛大学医学院客座教授。他著有《自愈力代码》和《更好的一半》（与医学博士埃克哈特·冯·希尔斯豪森合著）。

第一章

意义危机与时代精神

　　《关于集体性神经官能症》是维克多·弗兰克尔在 1955 年担任维也纳市通用诊所神经科主任时，发表于《维也纳医学周刊》[1]上的一篇文章。在这篇文章中，弗兰克尔描述了社会上存在的普遍不安和恐惧，以及许多人关于生命目标与生命本质的空虚感，如宿命论、狂热主义、逃避自由和责任等，与当下的情况有着相似之处。

关于集体性神经官能症

1923 年，西格蒙德·弗洛伊德（Sigmund Freud）在给 H. 布吕赫（H.Blüher）的一封信中谈到"这个失控的时代"。时至今日，仍有很多人谈论时代病、时代精神病、时代精神病理学[2]。时代病是否就等同于心理疗法医治的神经官能症？这个时代的人是否应该患上焦虑症？事实上，F. C. 万克（F.C.Weinke）曾写过一本书，题为《焦虑状态：久病不愈》。该书于 1853 年由 J. G. 赫伯纳（J.G.Heubner）在维也纳出版。请您注意，这可不是 1953 年，而是远早于此的 1853 年。书名中的"Siechtum"还依据当时的语法写为"Siechthum"。由此可见，各个时代的人都可能有神经官能症，紧张焦虑的并不仅仅是我们这代人！

事实上，约翰内斯·赫希曼（Johannes Hirschmann）的研究 [3] 表明，几十年来，*神经官能症的发生频率并没有上升*，而是一直趋于稳定，其中焦虑性神经官能症的发病率甚至还有所下降。不过神经官能症的临床表现却发生了变化，在新的临床表现中，焦虑其实是消退了的。

不仅神经性焦虑没有增长，普遍的焦虑也没有增长。弗雷汉（Freyhan）指出，过去的那些"美好的旧时光"，如奴隶制、宗教战争、女巫焚烧、民族迁移或大规模疫情盛行的时代，人们的焦虑并不比我们所处的时代少。甚至生活在早些年代的人可能更焦虑，因为他们的确比我们有更多理由焦虑。这也说明，将我们的时代称为"焦虑的时代"并不完全恰当。因为现如今，神经性疾病的发病率并没有上升，真正上升的是大众对于*心理治疗或精神治疗的需求*。人们在面对心灵、道德和精神困境时，会越来越多地求助于精神科医生，而隐匿于这种精神治疗需求背后的，可能是人类古老而永恒的形而上的需求。在一个世俗化的时代，心灵的关怀自然也会世俗化。如今，人们带着他们过去可能会求助于牧师的问题来寻求医生的帮助。这些问题到现在可能仍然适合去找牧师解决，只是当医生被迫为患者进行*医疗心理治疗*时，也就不该再给患者提供那些本可以从牧师处听到的建议了。

众所周知，内源性**精神病**的发病比例保持惊人的稳定，唯一波动的是入院人数，个中原因不辩自明。例如，1931 年维也纳斯坦霍夫精神病院的入院人数约 5 000 人，达到 40 多年来的最高值，而 1942 年的入院人数最少，只有 2 000 多人。这是因为，20 世纪 30 年代发生全球经济危机，出于经济考虑，患者的家人将患者尽可能长时间地安置在医院。实际上，许多患者自己也希望可以在医院获得栖身之所，至少衣食无忧。可到了20 世纪 40 年代初，出于对安乐死的恐惧，亲属会尽早让病人出院，接他们回家，又或者尽可能不送他们去封闭管理的医疗机构。

现代神经病症的临床表现及症状较之以往发生了迁移与改变，同时呈现出某些时代共性［据海因里希·克兰茨（Heinrich Kranz）观察发现[4]］例如，患有抑郁症的人很少感到自己有罪，尤其在上帝面前。他们更多地为工作岗位和工作能力而忧愁，这也成为现代抑郁症的重要主题［A. 冯·欧雷力（A. von Orelli）的观点 [5]］。究其原因，可能相较于上帝与罪责，健康和工作才是现代普通人关注的焦点。

与此同时，现代人的**自杀率**亦没有显著增加。从自杀率曲线来看，经济困苦时期以及政治危机时期的自杀率反而会降低。这一事实经杜尔凯姆（Durkheim）和霍夫丁（Höffding）的研究得以确认：过去几十年来，那些有着最长和平时期的国家，如瑞士和瑞典，其自杀率居欧洲榜首，而 1946 年以来，北德的自杀率比威廉时代的自杀率还要低。齐格那（G. Zigner）的另一项统计数据显示，1946~1947 年间，恰恰在民众生活水平严重下滑的时期，格拉茨及斯泰尔马克地区的自杀率达到最低。

"从两次世界大战来看，"约翰内斯·赫希曼 [6] 说，"在超负荷的辛劳与战争背景下，心理疾病患者的数量，特别是精神分裂症患者的数量并没有增加。根据我们整理的调查资料来看，这一点同样适用于慢性神经症患者，至少适用于那些因为退休而患上神经性障碍的病人。总体来看，除急性惊恐综合征外，严重危机时期的特殊环境因素与神经类病症的形成并不直接相

6

关。"如果相关，那么神经症的发生率应该会随之有明显提升，然而从俘虏营的实例来看，强迫、威胁、不自由、野蛮的暴力似乎更有可能抑制神经症的发展。诸如物质匮乏、基本生活物资短缺、生存基础丧失、流亡苦难以及失去家园等并非神经症产生的关键因素。H. 舒尔特（H. Schulte）[7] 也提到，"所有社会困境中伴随出现的现象，如离异、自杀、上瘾行为和亟需治疗的神经症，其发生频率一般较低"。E. 门宁格 - 莱辛塔尔（E. Menninger-Lerchenthal）[8] 在讨论政治动荡时期的自杀现象时，也有过类似表述。在我看来，通过一个比喻来解释这一现象比较恰当。我曾经听人说，可以通过增加负担来支撑和加固摇摇欲坠的拱顶。虽然听上去自相矛盾，可人亦如此：随着外部困难的增加，人的内在抵抗力似乎也在增强。

　　谈及时代病的诱因时，有人认为，正是这个时代的快节奏让人们疾病缠身。著名社会学家亨德里克·德·曼（Hendrik de Man）就曾指出："速度不会毫无代价地超出一定限度。"现在也有人认为，人类无法承受机械运动速度的加快，意即人类无法应对技术进步。然而，这种错误的预言并不新奇。早在 19 世纪，当第一批火车开始运行之时，医学界的权威就曾认为，人

> **疾速的生活节奏无非是人类自我麻醉的方式。人们想要逃避内心的荒凉和空虚，由此投身喧嚣。**

类无法承受火车行驶带来的加速度，起码会因此而生病。直到几年前，人们还怀疑乘坐超音速飞机会有损健康。如今，当这些预言和怀疑被证伪之后，我们才发现，陀思妥耶夫斯基（Dostoevsky）[①] 曾将人定义为可以适应一切的生物是多么英明。因此，当今时代的快节奏从来不是时代病，甚至也不是人类疾病的诱因。我甚至敢说：如今，生活节奏的加快更像是人类自我治愈的尝试，尽管是一次失败的尝试，而这一疾速的生活节奏无非是人类自我麻醉的方式。人们想要逃避内心的荒凉和空虚，由此投身喧嚣。珍妮特在她治疗的精神心理障碍患者身上发现一种空虚感，意指一种内容空乏和内心空虚的感觉。现在，这种空虚感也延伸出其他含义，我将其定义为一种存在的空虚感，对生命目标和内容的缺失感。今天的人时常能够对歌德《埃格蒙特》中的那几句话感同身受：他几乎不知道自己从何处来，更不必说将去向何方；对自己这条路的目标越是一无所知，他行进的脚步就越会加快。

我们将这一存在的空虚感、对生命目标和内容的缺失感称

---

① 俄国作家，是心理描写的专家，醉心于病态的心理描写，特别是那些不自觉的反常行为、近乎昏迷与疯狂的反常状态。——译者注

为存在性挫折，以此来指代人内心深处追求意义之意志的不满足感。这种意志赋予人以最本初的灵魂，并不断激励着人们，尽可能去塑造自身存在的意义，通过实现有价值的生命内容，挣扎着获取这种意义。阿德勒（Adler）所创立的个体心理学认为，追求权力之意志主要表现为求名欲，这不无道理。弗洛伊德所创立的精神分析学认定，追求快乐之意志外化为快乐原则，并具有绝对统治地位。当我们将追求意义之意志与权力意志及快乐意志对比之后，我们发现，若前者因未得到满足而渐渐消耗殆尽时，快乐意志就会活跃起来，麻痹人关于存在性的不满足感，至少会麻痹其意识，蒙骗其良知。换言之，只有当人在追求意义的过程中一无所获时，快乐意志才会登场，到那时，人才真正开始受到精神分析学中的快乐原则支配。只有在存在性的真空中，性（快乐）的力比多才会疯长！追求意义之意志一旦遭遇失败，人骨子里对于有价值的生命及存在意义的斗争精神便会化作失望，而这种存在性的失望常常以性的麻醉来补偿。一个人对于生命意义的追求越是得不到满足，便越会投身到对快乐的追求之中。[来自纽约的海德薇·R.法曼（Hedwig R. Farmer）[9]在关于青少年犯罪率增加的报告中指出，不只是性行为，"犯罪行为"也是存在性挫折的补偿方式。人们感觉自己生活在两次世界大战的间歇期（临时性的存在态度）。] 这种对犯罪行为的疯狂效仿，指向了"意义空虚"（存在性挫折！）中集体理想的缺乏。只有到这时，如精神分析学说中快乐原则所述的情况才会出现。此时，驱动满足成为达到目的的手段，即达成享乐目的的手段，而享乐本身并非目的，却是达成其他目的的方式，即实现精神麻痹的方式。[10]

意义与价值导向的人也随之转变为欲望与快乐导向。伴随追求享乐产生的副作用是身体上的疼痛，而这种疼痛便是**药物滥用**的根源。

然而，令人恐惧的虚无不仅来自外部世界，更植根于心底。面对内心深处的虚无，人们同样感到恐惧，想要逃避。他们逃避自己，逃避独处，因为独处就意味着必须面对自我。什么时候人会被迫独处而不得不面对自我呢？那就是商业发展渐歇、工作节奏放缓甚至一切都被按下暂停键的时候，譬如周日①。恶名远扬的情歌《寂寞星期天》曾诱导许多人轻生，而那些精明

① 在欧洲多数国家，周日除少量餐饮店外，其余商店全部歇业。——译者注

的音乐发行公司更是对此大肆宣扬。这其实与神经科医生所熟知的一种病症有关，即星期日神经官能症。它具体表现为一种寂寞与空虚的感觉，是一种对于存在的内容与意义的荒芜感。这种感觉隐匿在人们忙碌且平静的周中生活之下，于周日爆发，显露无遗。（汉堡某家社会机构的一项民意调查显示：58% 的受访青少年"不知道该如何打发空闲时间"，其中还不包括约 30% 的体育运动爱好者；其余的人也更倾向于通过参加集体活动来度过空闲时间。另外一项调查数据显示，世界上有 43.6% 的人去电影院是因为他们"不知道该如何打发时间"。）

H. 布吕格的研究表明，一般意义层面的存在性绝望或特殊情况下的所谓"星期日神经官能症"都有可能以自杀为终结。在对 50 起试图自杀的案例进行调研后，布吕格发现，企图自杀的人既非罹患疾病也非陷入经济困境，更没有职业上或其他方面的冲突，他们想要自杀竟是因为：无聊。这种无聊源于一种不满足的心理，是对人生追求和有意义的生活未曾实现的不满足，而这种无聊是足以致命的。

从这个意义上来看，卡尔·贝德纳利克可能是对的。他曾写道：从前人们面对的是物质困境带来的问题，而如今面对的却是生活富足带来的问题，空暇带来了新的问题。关于神经官能症，保罗·波拉克[11]多年前便指出，我们不能幻想通过解决社会问题来治愈人们内心的神经症候。事实恰恰相反：只有当社会问题真正得以解决时，人们意识中关于存在性的问题才会更多地爆发出来。"社会问题的解决可能会释放甚至激发精神问题；人们获得自由后，开始审视自身，由此才会真正地认识到自身的存在性问题。"

如维尔纳·克拉特给出的数据显示的那样，在过去的几十年间，人类医学在传染类疾病，诸如曾经广泛传播、骇人听闻的肺结核病等的治疗方面取得了惊人成就。然而，自1921年以来，这些医学成就带来的乐观数据被由错误的营养观念、暴力行为和交通事故所带来的疾病和死亡案例攀升的数字所贬低了。交通事故的增加绝不在于速度或技术本身，同自动化程度的加深也并不相关，而是由于滥用技术的精神。鉴于经理病现象，人们可能会认为是速度让人生病，可这是不对的，就如同**经理病**也并非因为技术发展所产生，而应当归因于心理层面。正如约阿希姆·博达默（Joachim Bodamer）[12]所言，如今，对绝大部分的中欧人来说，一辆车就是生活水准的绝对标尺，不少普通人为了自己的声望而努力赚钱买车。设想一下，这些饱受经理病折磨甚至走向毁灭的大多数人，如果当初没有急于展现社会地位，即便以牺牲健康为代价也非要拥有一部豪车，可能压根儿不会感染这种所谓的经理病。简言之：这些人可能在真正获得豪车之前便因此而死了。当然，这样的雄心壮志有时也会促使人追求更高层次的目标。我们曾遇到过一个典型的国外的经理病患者。如果对其进行研究便会发现，他一直都在玩命地工作。对于这样的案例，内科检查往往只能给出潜在的风险，而非确切病因，可一旦精神治疗的相关检查介入，病因便十分明晰了。精神检查清楚地显示出他为何如此沉迷工作，甚至过度工作。纵然他已经相当富有，甚至拥有了一架私人飞机。可问题就出在这里：他承认自己全力以赴就是为了把原来的普通飞机换成一架喷气式飞机。

存在的意义赋予生命以意义，而对于存在意义的不满足或虚无——存在性的绝望在某种意义上又可被称为**经理太太病**。如果说经理们往往时间很少，客观上没有时间放松与自我反思，那么相较之下，他们的太太时间很多，却依然不知如何打发与利用时间，至少是不懂得该如何与自我相处。

严格来说，我们将神经官能症定义为一种精神类疾病[13]。除狭义上的神经官能症之外，我们还了解到更多广义层面的神经官能症，例如体源性、诺源性和社会源性（伪）神经官能症，不过这些都属于临床意义上的神经官能症。此外，还存在超临床（metaklinisch）①和旁临床（paraklinisch)②意义上的神经官能症，这其中就包含集体性神经官能症。它是一种类神经官能症，即转义上的神经官能症。众所周知，临床意义上的神经官能症并未增加，也即是说，临床意义上的神经官能症并没有增加并演变成集体性神经官能症。如果我们有权从旁临床意义上探讨集体性神经官能症，根据我们已有的经验，目前集体性神经症主要表现为以下四种症状：

1. 临时性的生存态度。现代人从第二次世界大战开始学会并渐渐习惯了不对未来有所考量的生活。那时的人只能活在当

① 在超临床神经官能症：或译为"元临床神经官能症"，指的是超越直接临床诊断的神经官能症。弗兰克尔在此指的是个人或集体在思想与意识层面受到困扰，而这种困扰又难以通过现有的医学或心理学手段进行量化与分析，因此称之为超临床意义上的神经官能症。——译者注

② 旁临床神经官能症：旁临床这一概念通常用于描述辅助的临床检查、分析或研究。在此，弗兰克尔指的是那些在传统临床医学标准下可能不会被确诊为神经官能症的其他神经官能症，而他提出的集体性神经官能症正属于此类。——译者注

下，一天挨着一天过，因为他们永远不知道自己是否能够迎来下一个日出。可那些临时混日子的人并没有意识到错过了什么，事实上他们已经错过了一切。他们忘记了俾斯麦曾做过多么恰当的比喻：生活就像去看牙医。人们总是认为重要的事情还未到来，可实际上，它已悄然逝去。现如今，我们依然没有摆脱战争带来的临时性的生存态度，直至今天，我们仍然受其支配。甚至可以说，一种世纪中情绪正笼罩着现代人，其最显著的特征便是原子弹恐惧症。今天的人似乎完全只是在不断望向未来的原子弹。不久前，维也纳某广播电台举办了一场公众讨论，一位平民女士站起来，逐字逐句地说道："只要原子弹的威胁还在，把孩子带到这个世界上就是不负责任的。"今天的人惊恐地等待着原子弹的到来，并渐渐接受了这样一种态度：我死之后（不是洪水滔天，而是）原子弹将至[①]。但就如同所有预想中的恐惧一样，对原子弹的恐惧也是灾难性的。因为它如其他恐惧一

[①] 该句原文法语为"Après moi, le deluge"，直译为中文是"我死之后，是洪水"。一说该句出自法国国王路易十五的情人蓬巴杜夫人，并常被译为"我死之后，哪管洪水滔天"，用来表达并不关心事情后续发展的心态。译者以为，原文直译之后的版本更为可信，即"我死之后，将会洪水滔天"，表达说者对于事态发展持悲观态度。弗兰克尔在此处将原句进行部分替代，将"洪水"替换为"原子弹"，并以此来表达现代人对于原子弹的深度恐惧。——译者注

般，恰恰发生在恐惧它的人身上。

2. 宿命论的生活态度。第二个时代精神病症的病理学特征是宿命论的生活态度。如果那些秉持临时性的生存态度的人认为，没有必要采取行动和掌握自己的命运，那么宿命论者则会说：这根本就是不可能的。战争接踵而来，尤其是军队让人学会（其实是不得不学会）随波逐流，被推着走。也正如这些人自己所说的那样，他们不仅让自己被推动，他们也自我推动，比如把自己失败的责任推到这，又推去那，要么归咎于内在状态，要么归咎于外部环境。现代普通人迷信于各种命运力量，而当代的虚无主义只是进一步助长了这种命运信仰。通过三种主要的*造人学说*（*生物主义、心理主义和社会主义*），人们被灌输一种观念。这一观念认为，在不同情况下，人本身只是一种反射机器，或冲动装置，又或是血液和土地、遗传与环境或类似因素的产物。总之，人是不自由的，也是无责任的。因此，宿命论者要么将责任推卸给自己所处的社会环境，要么归因于自己天生的心理或生理特质。无法忽视的是，心理分析在很大程度上助长了当代人的宿命论倾向。至少世俗化解读的心理分析正是加速神经性宿命论盛行的催化剂。譬如，这些宿命

16

论者会常常将责任推卸给本能、潜意识和本我。他们甚至会滥用并误读精神分析学说为宿命论背书，譬如"自我无法掌控自我""人其实是一种智力有限、受自己的冲动和欲望主宰的生物"。西格蒙德·弗洛伊德的引言成为神经性宿命论的依据。通俗精神分析受到虚无主义影响，已经成为**集体性神经官能症的病态收益**。在美国，精神分析的普及已经达到了中欧人难以想象的程度，其负面影响业已显现。我们必须认识到，"在美国，接受精神分析师的治疗几乎已成为上层人士的标志"[14]。"随着精神分析的普及及其基本概念变成共识，"艾米尔·A.古特海尔（Emil A. Gutheil）[15] 说，"人们更应该对所谓的'自由'联想保持怀疑。""实际上，只有少数病人的联想自发产生，具有可信度。其余的病人在较长治疗期间产生的大多数联想，都远非'自由'。很多时候，这些联想是病人计算出来的，为的是传递给分析师他们想要听到的内容。这也解释了为什么在某些分析师发布的病历报告中，总能找到大量确认治疗师观点的资料。譬如，阿德勒派的病人身上似乎只有权力问题，他们的冲突都源于野心以及对优越性等的追求；荣格的追随者们让医生看到了丰富的原型和各种提升灵魂的象征主义；而弗洛伊德学派则从病人身上获得了诸如阉割情结、出生创伤等的确认资料。病人的每一个念头似乎都是经过预先思量的、加工过的。"美国精神科医生福赫（G.R. Forrer）[16] 提到过一个案例：一位女士有一个三岁的儿子，在他面前不可以使用剪刀，"因为小男孩害怕被阉割"。伊丽萨博克（W.G. Elisaberg）[17] 提出了质疑："我们是不是有太多的心理学了。当然，这里的心理学指的是心理主义。在某种程度上，美国处处弥漫着这种心理主义，即在一切人类行为背后寻找复杂的心理、冲动、情感与兴趣。"舒尔特[18] 指出，"当代欧洲人反感甚至抵抗这种过于全面的精神分析世界观，而这种世界观正是大洋彼岸所呈现出来的"。然而，不仅仅是弗洛伊德创立的精神分析学说，连索迪（Szondi）自称的命运分析学也服务于当下的宿命论。它声称，实际上，人的命运正不偏不倚地写在基因里。虽然索迪称其学说不属于某个流派，但终归是宿命论。现代人的命运不再同过去一般"写在星星上"，而是写在基因中。可真正的星星上即便没有写着命运，也印着命运：只要人们翻开日报或周刊就会发现……毕竟，盖洛普机构的一项调查显示：在奥地利，只有 45% 的女性不"相信她们的生活与星星的位置有着占星学上的联系"。

3. 集体主义思维。如果说陷入临时性的生存态度和宿命论的生活态度这两种存在态度中的人无法把握真实情况，那么表现为时代精神病理学其他两个症状的病人则是无法理解人，即无法理解自己和他人作为个体的人的存在。他们非常不愿意在人群中出挑，喜欢隐匿于其中，甚至完全消失在其中。实际上，他们确实被淹没在人群中了，作为自由的和负责任的生物彻底地自我放弃了。我们在这里讨论的显然不是团体，而只是人群。团体非常需要独特人格，反之亦然。只有这样，人才能在其框架内实现自我，成为完整的个体。然而，人群的情况则完全不同：在这里，任何人格都无法真正得到重视和发展。人群也乐于放弃个性，因为个性只会扰乱人群。所以，人群抵制个性，压抑并剥夺个性的自由，为了平等而削减这种自由。那么，伴随平等与自由的博爱又如何呢？它退化了，变质成了纯粹的群体本能。

4. 狂热主义。如果说集体主义者忽视了自己的个性，那么狂热主义者忽视的则是其他人的个性，尤其是那些持不同意见者的个性。他们不认可别的想法，对他们来说，只有自己的意见才是对的。可实际上，他们没有自己的想法。那些所谓的想法无非只是公共的观念，而这种公共观念并不属于他们，他们却为它所掌控。狂热主义容易使人政治化，可实际需求却恰恰相反。人不应被政治化，政治却应该人性化。在狂热主义者看来，政治似乎是解决一切问题的万金油，可实际上，政治非但不是解决问题的良药，而恰恰是症结之一。前文提及的公共观念常凝结为口号和标语，一旦将它们灌输给人群便会引发心理学上的连锁反应，而这种连锁反应比原子弹运行机制的物理连锁反应要危险得多。因为，如果没有心理上的连锁反应，原子弹运行机制的连锁反应可能永远不会发生。由此，我们也可以看到，卡尔·克劳斯（Karl Kraus）的话如此精辟："如果人类没有口号，就不需要武器。"就原子弹武器而言，爱因斯坦说得非常对："问题不在于原子弹，而在于人的心。"如果我们将时代精神病比作一场大型的心理流行病，那么不应该忘记一点：身体上的流行病是典型的战争后果，而心理流行病则可能是战争的原因。

那么集体性神经官能症究竟有多普遍呢？对此我让同事做了一次样本调查，对严格意义上不属于临床性神经官能症的人进行问题测试。针对临时性的生存态度的测试问题为："您是否认为，实际上没有必要采取行动来掌握自己的命运，因为原子弹最终会爆炸，一切都是无意义的？"针对宿命论的生活态度的测试问题是："您是否相信，人类最终不过是外部及内部力量与权力的棋子？"针对集体主义思维的测试问题是："您是否认为，最重要的是尽量不引人注目？"最后一个，针对狂热主义者的陷阱问题是："您是否认为，一个追求最好结果的人，也有权利使用任何他认为合适的手段？"实际上，我们认为，没有什么比这更能突显狂热主义者特点的了。对他们来说，一切仅仅是达到目的的手段。他们认为，目的可以神圣化手段。但实际上，情况可能恰恰相反，**一些手段可能会亵渎最神圣的目标**。通过这项测试，我的同事们确认：在所有被测试者中，只有一人没有表现出这四种集体性神经官能症状的任何一种，而有不少于一半的被测试者表现出至少这四种症状中的三种。我们的样本测试结果显示，**那些在临床上未诊断出神经官能症的人，同样可能患有集体性神经官能症**。被告战犯的心理病学调查结果证明他们在临床上是健康的，这也反向验证了我们的样本调查结论。

如今我们发现，不仅是心理上的冲突，道德与精神上的冲

> 这种虚无主义的潜在危险一定是全球性的，绝不会局限于某一个大陆。这四种集体性神经官能症症状，均可归结为人们对责任的畏惧和对自由的逃避，可人的精神正是由责任和自由所构成的。

突，例如良心冲突，也可能会导致神经官能症，我们称为源于价值的神经官能症（noogene Neurose）。不难理解，只要一个人还能够体验到良心冲突，他就会对狂热主义，甚至对集体性神经官能症有所免疫。同样，对于那些患有集体性神经官能症的人，例如对政治上的狂热分子来说，他们听到的良心之声有多少，感受到的良心苦楚有多深，就能在多大程度上战胜并克服他们的集体性神经官能症。

几年前，我在某医学大会上谈及这一主题，与会成员也有生活在极权统治下的专业同行。报告结束后，他们走过来对我说："我们对您所谈及的话题深有感触。您知道吗？在我们这里，这叫作官僚病：随着时间的推移，越来越多的党政干部因为良心负担加重而精神崩溃，可随后他们便从政治狂热中被治愈了。"简言之，虽然集体性神经官能症和临床健康可以共存，但它和源于价值的神经官能症却是此消彼长的。

不久前我恰好有机会去海外作报告，讲述前文谈及的所有内容。人们听罢一再发问："请问，您所讲的是否仅适用于欧洲？"当第一次有人提出这个问题时，我即兴回答道：可能是的，集体性神经官能症的问题在欧洲更为普遍，欧洲人受到集体性神经官能症的威胁也更为紧迫。可这种虚无主义的潜在危险一定是全球性的，绝不会局限于某一个大陆。这四种集体性神经官能症症状，即临时性的生存态度、宿命论的生活态度、集体主义思维和狂热主义，均可归结为人们对责任的畏惧和对自由的逃避，可人的精神正是由责任和自由所构成的。现代人对精神感到倦怠，而这种精神倦怠也正是当代虚无主义的本质。面对这种虚无主义的威胁，欧洲可能像地震仪一样，能更早地察觉到精神地震、精神动荡与变革的危险。有可能欧洲人对虚无主义的精神毒气有更敏锐的感知力，也正因如此，或许他们可以比非欧洲人更早、更好地研制出解毒剂。

第二章

找到意义的方法

这篇《人活着——维克多·弗兰克尔》是 1977 年加拿大广播公司与弗兰克尔进行的一次电视采访。当时的节目主持人是罗伊·博尼斯蒂尔（Roy Bonisteel），德语译者为斯蒂芬妮·沙费尔（Stefanie Schäfe）[1]。采访中维克多·弗兰克尔非常生动地展开了关于意义问题的思考，讲述了他在集中营经历的苦难对于找寻意义所扮演的角色。在弗兰克尔看来，苦难对于找寻意义并非必需，因为苦难本身并不是意义存在的必要条件。

人活着——维克多·弗兰克尔

博尼斯蒂尔：弗兰克尔博士，战争期间您曾在三年内辗转于四个不同的集中营。您能描述一下，在经历过这些之后，您是如何找到生活的意义，又是如何感受到人生值得的吗？

弗兰克尔：我的美国出版商们喜欢的说辞是，我带着一种

> 在经历集中营的苦难之前，我就已经认为生活在所有条件下都是有意义的，并且可以葆有意义。集中营本身更像是一个实验场，经验和实验证实了我这一观点的合理性。

新的心理治疗方案走出了奥斯维辛集中营，或说我带着全新的体系等等。然而事实并非如此：其实我是藏着第一本书的完整手稿进入奥斯维辛的。这份手稿后来在美国出版，书名为《医生与灵魂》，也正是从这份手稿中我凝练出生命具有绝对意义的观点。也就是说，在经历集中营的苦难之前，我就已经认为生活在所有条件下都是有意义的，并且可以葆有意义。可以说，这种生活具有绝对意义的观念或信念，经受住了苦难的考验。尽管我在集中营中历经磨难，见惯了死亡，可它仍然是我的信念。从这个意义上说，集中营本身更像是一个实验场，经验和实验证实了我这一观点的合理性。

博尼斯蒂尔：您说您的观点得到了证实，可在那里，您肯定也遇到了一些显然看不到生命意义的人，对吗？在那些幸存者，以及那些与众不同的人身上，您又是如何证实您的论点的呢？

弗兰克尔：人们从奥斯维辛和其他集中营可以学到一点：那些对意义有所追求的并力求在未来实现这一意义的人往往拥有最大的生存机会。这一点随后也得到了美国海军和陆军精神科医生的认同，而无论在日本战俘营、朝鲜战俘营还是最近的越南战俘营中，这一点均得到了证实。去年冬季学期，我在加

对未来生活的憧憬，就是支撑他们坚持下去的关键因素。关键其实并不在于单纯的生存问题，而是我们必须给生存一个理由。

利福尼亚州圣迭戈的美国国际大学任职时曾偶然遇到三名在越南战俘营中被关押时间最长的美国军官（约长达 7 年）。他们基本可以验证我在关于集中营经历的那篇报告（《尽管如此，仍要对生活说"是"》）中所阐述的观点：对未来生活的憧憬，譬如要在未来完成某项个人任务，抑或期待在未来能够见到自己爱恋的人，就是支撑他们坚持下去的关键因素。关键其实并不在于单纯的生存问题，而是我们必须给生存一个理由。或者说，问题本身就在于，人究竟该为了什么而活下去。如果没有某件事情或某个人，没有一个人想要为之而求生的理由，生存几乎是不可能的。

博尼斯蒂尔：我们中的大多数人从未有过集中营的经历。我们从未被迫经历那种恐怖，也未曾直面那样的悲剧。因此，人们可能会认为，如今找到生命的意义应该更加容易。然而，我却感觉，从某种程度上说，找到意义反而更难了，您又怎么看呢？

弗兰克尔：您说得完全准确。

博尼斯蒂尔：可为什么会这样呢？

弗兰克尔：因为我们生活在社会中，而不论是富裕社会还是像我们奥地利这种福利型国家，几乎都能满足人的每一种需求，又或者至少是以满足它们为目标。可唯独一种需求除外，即人类最基础和最根本的需求：对意义的需求。消费型社会甚至能够创造需求，可人对意义的需求——或者像我常说的追求意义之意志——却仍然得不到满足。我近来将这一现象称为未被听到的对意义的呼唤。

一方面，社会挫败了人们追求意义之意志，另一方面，心理学也忽略了这一事实。当我们重新审视当前的动机理论时，我们就会发现，很难找到关于人类这一最基础也最根本追求的提示：它不关乎享乐或幸福，亦不在于权力或声望，而是一种原初的、根本的渴望，即在生活中找到并实现意义。更确切地说，人需要在他经历的每一种生活情境中寻得意义。如果存在这样一个需要去实现的意义，而人可以意识到这件事且意识到意义本身，那么他就会为此而做好承受苦难、奉献牺牲甚至忍受紧张和压力等的准备，以确保这些磨砺不会损伤人的健康。

可是一旦没有意义，看不到意义，人就会结束生命。不久前，我曾听说，在美国的一所大学里竟然有60个人试图自杀。

博尼斯蒂尔：竟然有这么多人。

压力就像生活中的盐，对人而言是必需品。
人需要适度的紧张。它既不能过大，也不宜过小，需是某种健康剂量的紧张。

弗兰克尔：随后这些人接受了心理评估。结果显示：他们当中有 85% 的人是因为看不到人生的意义而想要自杀。这些人中的 93% 在心理和生理上都是健康的。他们生活在稳定的家庭环境中，经济上有保障，在学校表现很好，学习上也很成功，等等。

博尼斯蒂尔：我也一直听到这样的说法。我长期和青少年们待在一起。他们当中有很多人说，自己就是感觉无聊。他们觉得学校无聊，父母无趣，生活乏味。我猜他们缺乏的可能正是您所讲的生命的意义。

弗兰克尔：不论是父母还是老师都不敢让他们经受挑战：不让他们紧张，避免引起冲突，绝不让他们承受压力。可蒙特利尔的压力研究创始人汉斯·塞利在最近发表的一篇文章中说道，压力就像生活中的盐，对人而言是必需品。更确切地说，人需要适度的紧张。它既不能过大，也不宜过小，需是某种健康剂量的紧张。假设存在一个两极场，其中一极代表人自身，而另一极则代表那个等待他去实现且只能由他独自完成的、独特且具体的意义，那么在这两极场中产生的紧张恰好就满足这一健康剂量标准。

有什么情况会比身处奥斯维辛集中营给一个人带来的压力更大吗？
但奥斯维辛集中营的自杀率低到惊人。

博尼斯蒂尔：所以说，我们不应对生活中所有的压力和恐惧过度担忧。我们不应该……嗯，比方说，如果我来找您，然后问："医生，我该如何处理生活中感受到的所有恐惧和压力？"

弗兰克尔：您可以想一下，有什么情况会比身处奥斯维辛集中营给一个人带来的压力更大吗？可就连在奥斯维辛，神经官能症的症状也几乎全部消失了，而且许多关于集中营生活的心理学和精神病理学研究显示，奥斯维辛和达豪集中营的自杀率低到惊人。然而，高福利的奥地利曾有一位教师向我展示过一个问题列表，上面写满了他的学生无须署名、完全匿名而不受限制地向他提出的问题。这些问题包括从"其他星球上有生命吗？"到关于毒品成瘾、性等方面的问题。可您知道列表上最常见的问题是关于什么主题吗？自杀！这可是在奥地利这样的福利国家，而且他们仅仅是十四五岁的青少年啊！这些青少年几乎不知压力为何物，也几乎从未遇到过麻烦。他们深受溺爱，甚至没有人敢对他们提出要求。可年轻人需要的是理想和挑战，是个人任务。还有一点非常关键，他们需要榜样，而这些榜样绝不是那些胆小鬼，也不是那些畏首畏尾、为了避免引发冲突而从不敢对他们提出要求的人。

博尼斯蒂尔：去年我曾采访过伦敦都会主教安东尼·布鲁姆（Anthony Bloom），他也说过同样的话。他在战时当过医生，医治过集中营里的生还者，他的生活也曾一度举步维艰。然而他却说，在他的人生中，真正想要自杀的念头并非出现在那段艰苦岁月中，而是在那之后，在自己相对富有甚至是拥有了一切的时候。

弗兰克尔：实际上，这种现象众所周知。我曾通过深海鱼的比方来说明这一点。当人们把深海里的鱼类带到海面上，鱼便会因压力骤减而变形。对于潜水者来说，这也是风险极高的，所以他们必须缓慢地从高压区上升到低压区。

神经学家和精神病医生都明白一点，对人们的要求过低比要求过高更加危险。如今，问题的症结并不是对人的要求过高，恰恰是对人的**要求太低了**。

博尼斯蒂尔：我还关注到另一个突出的现象。过去，我们总能在一些对我们很重要的传统机构中找到意义，比如教会或家庭。然而，如今这些机构似乎正渐渐失去它们的重要性，在我们的生活中也不再扮演着重要的角色，或许这也导致了某种意义的危机。

弗兰克尔：在很大程度上您说的是对的。让我们从我 30 年

> 现在的人既不知道自己必须做什么，也不清楚自己应该做什么，有时候甚至不知道自己到底想要做什么。

前的描述和预测说起：所谓的**存在性真空**的出现——其实现在已经存在了——指的是一种无意义的、空虚的、徒劳的感觉，它取代了自卑感。而存在性挫折，如今又取代了性挫折，这与西格蒙德·弗洛伊德时代的情况刚好相反。这种群体性的神经官能症，即无意义感，我认为主要可以从以下两个方面来解释。首先，与动物不同，人不会通过本能和冲动来决定自己**必须**要做什么。其次，与过去不同，今天的人亦不再通过传统、习俗和普适的价值观来确定他们**应该**做什么。也就是说，现在的人既不知道自己必须做什么，也不清楚自己应该做什么，有时候甚至不知道自己到底**想要**做什么。

结果怎样呢？要么他们想做别人在做的事情，这叫从众主义，要么做的尽是别人想做的事情，这就是**极权主义**。

这些就是存在性真空的根源。可您知道吗？如今传统正在消逝，而这不仅仅涉及宗教领域，更是一种普遍现象。在这种传统价值丧失的情况下，年轻人自然首当其冲。我之前的几个学生所研发的四种意义疗法测试可以证明这一点。这些测试既可以正向测量人的生命意义导向程度、追求意义之意志的程度，亦可反向测试人的存在性挫折、追求意义之意志的挫折感和无意义感的程度等。几项以实证和统计数据为基础的研究已经表明，青少年的确是受空虚感和无意义感影响**最大**的人群。

所以，您的直觉很准，您的想法与我的学生所验证的结果是一致的。

博尼斯蒂尔：我们刚刚谈到传统价值观和宗教机构日渐式微。那么，不相信上帝的人可以找到生命的意义吗？

弗兰克尔：正如我前面所说，生命是有绝对意义的，只是我还没有机会论证这一观点。

博尼斯蒂尔：您请讲。

弗兰克尔：这仅代表我个人的观点。可我想说，即便没有宗教信仰，每个人也都能够找到自己生命的意义。我承认，对于有宗教信仰者来说，或许他们更容易找到生命的意义。可是我也想补充强调一下，没有任何人可以强迫别人去信仰什么。

博尼斯蒂尔：我明白。

弗兰克尔：信仰也好，信念也罢，它们都必须在个体内自然生长、有机成长。我们必须让它成长，而不应该抑制自己的信仰。原则上，无论男女，每个人都能够在生命中找到意义，这也是得到实证验证的结论。我家里有一份作者名单，上面记我生活得非常舒适，也许我认为我的工作无聊，也许我觉得我的家庭生活十分乏味。但我仍然可以在我的生命中找到意义，那么，我在哪里可以找到它？我又应该坚持什么呢？

录了 17 位在自己的博士论文中探讨这个主题的作者，其中恰好有两位来自渥太华大学。再次说明一下，通过实证测试或者数据统计我们均已证实：每个人都可以找到自己的意义。这与年龄、性别、受教育程度、智商、性格特征或是心理状态无关，甚至与他所处的环境也不相关。您可以想想奥斯维辛集中营里的人，想想监狱里的人，抑或是那些十分成功却仍然觉得无聊空虚的人。

最终我们发现，理论上不管一个人是否信仰宗教，都能够找到生命的意义。如果他有宗教信仰，那么教派分属也不影响他找到意义。值得一提的是，我最后提到的这些发现，要感谢那些在大学心理学学院进行实证研究的神父。

博尼斯蒂尔：让我们简单分析一下如何才能找到您说的这个意义。假设我是一个普通人，我从未在集中营里受过苦，所以并没有饱受折磨的经历。我生活得非常舒适，也许我不信神，也许我认为我的工作无聊，也许我觉得我的家庭生活十分乏味。但是您说，尽管如此，我仍然可以在我的生命中找到意义，而对我来说找到这个意义又十分重要。那么，我在哪里可以找到它？我又应该坚持什么呢？我相信，在我们的观众中，一定有

36

人对此感同身受。

弗兰克尔：我曾多次说到也曾写到：实现人生意义的方法大致有三种。

其中，第一种找到意义并实现意义的途径便是工作，也就是通过完成一部作品或某件事情来找到意义。第二种方式是爱，人们通过理解一个人的独特性去爱一个人。爱不仅仅是性，当然，人类的性也并非单纯的性。它是一种体现方式，我更愿意称之为表达方式，一种表达自身爱意、个体交融进而感悟另一个人独特性的身体表达方式，而理解另一个人的独特性便是爱的定义。无论如何，人可以通过积累文化、自然、艺术或其他任何方面的经验，通过研究，通过认识某物或某人的独特性，即爱，来丰富他的内心世界，所以说工作和爱是寻得生命的意义的主要方法。

然而，即便人们面对无法改变的命运时，譬如患上某种不治之症、无法进行手术治疗的癌症时，也能找到意义。在这种情况下，人甚至可能会找到最深刻、最高等级的意义。因为命运使然，人也会由此而获得以最佳方式展示人类潜能的机会。

所有人类能力中最能代表人性的一种，就是将悲剧转化为胜利，即将自己的苦痛转变为一项人类成就。换言之，生命直至最后一息、最终一刻，都拥有潜在意义。正如神学家们所说的，即便在极端条件下和最后关头，也就是说在极端的生命情境中，譬如在奥斯维辛集中营，直到生命的最后一刻，意义都在。伊丽莎白·库勃勒－罗斯的新书标题《死亡：成长的最后阶段》恰好与我的这一论点不谋而合。

在任何情况下，生命都具有潜在意义。《美国精神病学杂志》曾对我的一本书进行了评论，其中有这样一句话："弗兰克尔博士给我们传达的信息是，要对生命的绝对意义保持坚定的信仰。"这话说得没错，但这绝不仅仅是一种信仰。当我 15 岁的时候，我就有了这样的观点和认知，但在那时，它只是一种直观的感受。近来，这一观点已经通过对数千份问卷的因素分析、对受试者的心理学研究、计算机数据处理等方式在实证研究层面得以证实。因此，这并非一个凭空提出的哲学问题，而是确切的事实和亟待解决的问题，是正在困扰我们当代年轻人的问题。

博尼斯蒂尔：我们可以通过三种方式找到意义：工作，爱，……

弗兰克尔：……或潜在地从苦难中找到。但这里仅仅指的是那些必须经历的苦难。千万不要忘记，我说的是"必须经历的苦难"。因为无谓地背负自己的十字架、忍受不必要的苦痛都是没有意义的。人如果有能力改变情况，就必须去改变。如果可以通过手术治疗癌症，那么就应该接受手术。但说到底，人是终有一死的生物，我们必须面对死亡。作为一名医生，我必须承认，在死之前，我们有时会不可避免地经受苦难。

实际上，没有人能够完全避免经历那些无力改变的人生境遇，它可能只是短暂的几个月的失业，但尽管如此，生活依然充满意义。20 世纪 30 年代世界经济大萧条时，我曾与许多找不到工作的年轻人打交道，然后我发现：真正压垮他们心灵的不是失业本身，而是一种误解。他们错误地认为没有工作就意味着没有意义，成为无用之人！可当我让这些年轻人去联系某些组织，比如作为志愿者在图书馆工作时，他们便找到了一种可以实现的意义。即便不赚一分钱，他们的抑郁症也会烟消云散。换言之，人不仅仅为了面包而活。失业者需要的不仅仅是社会福利，更是一种意义，而这种意义可以在任何地方找到，即便是最小的房屋内都可以找到。

与此相对，有些人虽坐拥数百万甚至数十亿的财富，却因找不到生命的意义而最终选择自杀。我在哈佛大学教书期间的助手罗尔夫·冯·埃卡茨伯格就曾在他的博士论文中提到，一些人自哈佛大学毕业 20 年后，纵然事业有成，非常成功，却仍然看不到生命的意义。另外，我还可以跟您分享很多我莫名其妙从美国监狱收到的信件。这些信中写道："只有在这里，离电椅几百米的监狱里，我终于找到了我生命的意义，仅在此处！"更有甚者，有人说道："我很幸福，在监狱里，在这样的条件下，我与自我及我的生活和平相处！"这也可以证明我说得没错：生命意义的找寻甚至与周围环境、与特定的情境无关，而完全取决于个人，取决于一个人是否受到某些说法的洗脑，即人不过是一个机械体，人不过是条件反射或心理动力学过程的结果，人不过是一台计算机。这种洗脑既可能发生在美国大学的校园里，也可能发生在分析师的沙发上。当人们被灌输这些观点时，人们就难免被剥夺所有的热情，放弃理想主义。近期我曾作为演讲嘉宾在一个国际知名的齐聚作家、小说家、剧作家和诗人的俱乐部——国际笔会的年会上发言。我恳求那些小说家、剧作家等其他作者：如果你们不能使你们的读者对虚无主义和绝望有所免疫，那么**请**至少不要用你们自己的愤世嫉俗来感染他们。

博尼斯蒂尔：在我看来，这正是我们的时代所面临的问题之一：媒体和我们在电视上看到的剧作家们、在报纸上读到的作者们，他们并没有向人们传递您所谈到的这些。他们的话语多流于表面，稍纵即逝。对于这些问题，我们缺乏足够的探讨，对吗？

弗兰克尔：没有人敢让人们直接面对他们自己内心的虚空、空洞和意义匮乏。人们视大众媒体及其**所有**内在的可能性和潜力为一面镜子，以此反映出自身症状，而不是将其作为一种治疗手段。而且，人们多认为人性本恶，会贬低人。您明白我的意思吗？然而，我们需要对人抱有尊重和欣赏的态度，这一点很重要。

我今年 72 岁了。从几年前开始，每次我去加利福尼亚，都会去上飞行课。有一次，我的飞行教练对我说："如果您从这里起飞，想要在那边降落，若中途遇到侧风，那么您就会偏离航线，最终降落在目的地的南边。因此，您需要瞄准目的地北边的一个位置起飞，就像我们飞行员所说的，您需要具有'前当我们按照人们本来的样子对待他们，他们就会变得更糟。可我们若是按照他们应该成为的样子去对待他们，那么我们就能帮助他们行至应达之处。

瞻'性。"

这个原理也适用于人。如果你贬低一个人，你就会毁了他。他会变得更糟、更坏，或者说他会偏离道德正轨。相反，如果你真诚地尊重他，就帮助他实现他所追求的。换句话说："当我们按照人们本来的样子对待他们，他们就会变得更糟。可我们若是按照他们应该成为的样子去对待他们，那么我们就能帮助他们行至应达之处。"这句话可不是我的飞行教练说的，而是我引用的歌德的话。

博尼斯蒂尔：我想再次请教您关于苦难的话题。我很高兴听到您说，我们不必经历苦难就能找到生命的意义。因为在我与埃利·维瑟尔进行的一次采访中……

弗兰克尔：如果苦难是必需的，那我们当然可以从中寻得最好的人生意义。

博尼斯蒂尔：……我觉得有趣的是，埃利·维瑟尔说，苦难与他受到的犹太教育背道而驰。他不认为苦难是生命的必要组成部分，而应是负面组成部分，可您却在一定程度上赋予苦难以价值。

弗兰克尔：首先，我要声明一点，苦难具有潜在价值，它那些不可避免且人们无力改变的苦难，人们必须克服它，必须竭尽全力使之变好，人们必须将其转化为一项成就，如果成功，那么这项个人成就就是人类能够达到的最高成就。

是人们必须加以利用才可能获得价值或意义的机遇。其次，并非所有类型的苦难均是如此。著名的犹太哲学家弗兰茨·卡夫卡最好的也是最重要的朋友叫马克斯·布罗德（Max Brod）。正因为他，弗兰茨·卡夫卡的作品才未在卡夫卡离世后被销毁。马克斯·布罗德曾在一本相对少有人知的关于哲学尤其是犹太哲学的书中区分了高尚的苦难和卑微的苦难。他认为，高尚的苦难是那些不可避免且人们无力改变的苦难。人们必须克服它，必须竭尽全力使之变好，正如我之前已经用通俗的方式表达过的那样。人们必须将其转化为一项成就，如果成功……那么这项个人成就……就是人类能够达到的最高成就。动物做不到这一点。没有动物会问自己的生命是否有意义，更没有动物能够将苦难转化为成就，只有人类能够做到。一旦人做到了，他就会到达人类能力的巅峰。

　　博尼斯蒂尔：医生先生，您强调了我们系列节目的主题"人活着"。我觉得，只有当人找到您所说的那种意义时，他才算真正活着。然而，也的确有人带着这样的感觉生活："我在这一生中找到了合适的位置，我可以存在于这一世，这些都很好。我基本满意现状，因为总会有来生，到那天我会去到一个更好

> 当我们抓住了机会去做一件事，去爱一个人，去投身于完成一个任务，甚或是我们利用了机会将自身的苦难转化为人类的成就，我们就拯救了所有意义实现的可能性。

的地方。"这样的话，他就没有尽情享受他在地球上的生活，对吗？

弗兰克尔：当然不是。我很愿意和这样的人深入交流。我不会一上来就否认这种信念的合理性。若要正面回答您的问题，我想说，纵使人生苦短，我们也应尽力尝试着感受生命的潜在意义。随着时间推移，许多病人都会问我："可是医生，一切终究会过去，一切皆是稍纵即逝的。那还有什么意义呢？"

正如我常说的那样：稍纵即逝的只是可能性，只是我们实现意义的机会，譬如我们通过做某事，通过爱某人，抑或通过勇敢和真诚地接受自己无法改变的苦难，又或者按照自己的方式，有尊严地面对死亡的机会。当我们实现了生命中转瞬即逝的潜在意义，当我们抓住了机会去做一件事，去爱一个人，去投身于完成一个任务或为另一个人奉献自己，甚或是我们利用了机会将自身的苦难转化为人类的成就，我们就拯救了所有意义实现的可能性。我们将这些拯救到了过去，而后将其交付并安全地封存于过去了。

那些我们带入过去的东西，没人能够夺走。我们完成的某项行动，我们所经历过的爱，我们坚强地承受过的苦难，均是不可磨灭的。我们通常只看得到过去的一地秸秆，却没有看到或忽视了的是满仓的粮食，是由我们的过去、我们的行动、我们的经历、我们的苦难所充盈的仓库，而这些都是我们生命里的收获。

我在《约伯记》中看到过一个恰当的表述："你必寿高年迈才归坟墓，好像禾捆到时收藏。"

因此，**过去是最安全的存在方式**。过去虽已过去，而我们的一切也都留在了过去，我们已经使一切成为永恒。在我看来，相较于寻找未来或死后的生活，更重要的是**个人责任感**；也就是说，人需要感觉到自己对带入过去的事物负有责任。一旦做到了这一点，就没有任何人能够撤销他所做的一切。我希望我表达得足够清楚了。

博尼斯蒂尔：我觉得足够清晰了。您之前还谈到另一个主题，即对他人的责任。您说对另一个人的关怀，即对另一个人的爱，会给生活带来意义。我们生活在当今社会，每个人都变得极其个人主义、物质主义。可同时也存在这样的社会，我此刻能想到的是中国。在那里，人们相互关心，为集体和国家工作，也许由此可以找到意义。

弗兰克尔：是为了国家的未来。

博尼斯蒂尔：为了国家的未来。您是指建立更好的体系吗？

弗兰克尔：您知道吗？许多年前，我曾在一所美国的大学办讲座。讨论环节时，一位弗洛伊德学派的人站起来对我说："弗兰克尔博士，我刚从莫斯科回来。我必须说，我现在明白您的意思了：我们在美国思虑过重，可以说是我们自己在培育神经官能症，理想化精神分析，而在"铁幕"的另一边，神经疾病要少得多。我认为这是因为那里的人们有任务要完成。"

一年后，我在一所共产主义大学给共产主义的精神病学家们讲课。当我讲到这个故事时，他们自鸣得意地笑了，但我警告他们，最好不要笑得太早。虽然他们这里有更多的任务要完成，可美国人保留了选择任务的自由。若能两者结合，既有足够的任务，又可自由去选择任务，那该有多好。

但无论如何，您刚刚正确地指出，一个个体、一个人需要的正是常被我称为*自我超越*的东西。这意味着，专注于自我、自己的声望或自己的幸福也蕴含着自我毁灭的风险。若我的言论违背了美国《独立宣言》中所保证的*追求幸福*的权利，还请谅解。因为在我看来，"追求幸福"本身就是自相矛盾的，因为幸福是自然产生的，它只是一个副产品，是人们通过完成任务，或是爱上一个比自己还重要的人，来实现意义并随之生成的副产品。

幸福永远不可能真的被追求到。

幸福是自然产生的，它只是一个副产品，是人们通过完成任务，譬如完成一件比自身还紧要的事情，或是爱上一个比自己还重要的人，来实现意义并随之生成的副产品。

最典型的例子便是性神经官能症，因为一个人若一味地追求性幸福或性快感，将注定失败。想要证明自己性能力的男性患者，可能会因此变得性无能，而想要证明地自己完全有能力达到高潮的女性患者，也会遭遇同样的失败。然而，人越是投入，越是忘我地去完成一项工作或是去爱一个人，不刻意追求幸福，忽略或者压根不去忖度自己是否幸福，反而更容易感受到同等程度的幸福。我们的眼睛不也是如此吗？眼睛的使命是让我们从视觉上感知周围的世界，可讽刺的是，眼睛永远看不到自己。我的眼睛何时能看见自己或自己的任意一个组成部分呢？

如果我患有青光眼，我会看到光源周围出现一圈彩色光环，这时我的眼睛就会察觉出自己的青光眼；如果我患上白内障，我会视线模糊，而眼前的这片云雾也是眼睛对自身的感知。通常，眼睛不会看到自己，而是看到世界，可当眼睛看到的自身越多，它的视觉功能也会随之越受影响。人亦如此。人成为自己也好，实现自我也罢，可人之所以为人，并不在于人忙于自我或与自我相关的任何组成部分，而是人通过投身于某事、实现某种意义或爱别人，从而超越自我地活着。

博尼斯蒂尔：您知道的，医生先生，我既不是精神科医生，也不是神学家。然而，在我看来，在您的意义疗法中，宗教似乎占据了很大比重。那么，意义疗法和宗教之间的区别又是什么呢？

弗兰克尔：区别还是很大的。因为每种世俗的心理治疗方式的目标，均着眼于人类的心理健康，而牧师、神父或犹太教拉比（Rabbiner）的首要目标却不是精神卫生。相反，即便他们的做法会引发更多的紧张情绪，也依然会像雅各与天使摔跤一样，他们与相关人士为了救赎或者其他什么名目而进行斗争。这是一个很大的区别！此外，您必须明白，作为这个意义疗法体系的创始人，同时身为一名精神科医生，我必须确保意义疗法对所有人——包括所有患者——均适用，无论他们是不是宗教信徒。更重要的是，它还应当适用于每一位医生和每一位治疗师，无论他们是不可知论者还是有宗教信仰的人。否则，我将违反我所宣誓的希波克拉底誓言，该誓言规定我需服务于所有受苦的生命。也正因如此，我不能区别对待宗教人士和非宗教人士。

博尼斯蒂尔：我之所以这么问，是因为您在解释中使用了许多宗教术语，不一定是宗教语言，但您的解释带有宗教色彩。

弗兰克尔：比方说？

博尼斯蒂尔：譬如说，人应该关心他人，而不仅仅是自己。人不应该去追求幸福，因为幸福会自己找上门来。

弗兰克尔：但这种说法关乎人性，所以应当是人类学事实而非神学问题！我曾明确表示过，人能在多大程度上忘却自我、为他人奉献，就在多大程度上具备人性。当我通过男性阳痿或女性性冷淡来证明这一点时，它就变成了宗教问题吗？

博尼斯蒂尔：（笑）并不是这样。

弗兰克尔：当然，两者之间存在并行之处也并不奇怪：为什么几千年来神学家们不应该意识到人类存在的事实呢？但这些终归是归属于人类范畴内的事实。神学家们只是从一个更广阔的视角来考虑，并为其增加了一个额外的思考维度。不过作为精神科医生，我们不应涉及宗教维度。一旦我们这样做，便会立刻削弱我们所传达信息的威信力。因为人们会说，"现在他开始布道了"。但只要我能用实证经验来支撑我的观点，就没人能够轻易地反驳它，也不会有人贬低其价值，将其仅仅看作振奋人心的想法或文字，而这一点在当下尤为重要。

最终看来，它可能会带有宗教特性，不过一定是隐含且非有意为之的，这对于宗教来说是好事，也不单单是宗教，对心理治疗来说亦是如此！但是我们必须对两者进行区分，不可以混淆这些维度。已经有如此多的神学家涉足精神病学领域，我可不想再去神学领域添乱。

博尼斯蒂尔：（笑）

弗兰克尔：在这片大陆上，你们视精神科医生为精神导师，并期待他们随时准备好回答一切问题。可事实上，我们精神科医生并没有这些答案。每个人的生命意义需得由个人自己确定，没人能够代替自己去与这个问题展开"搏斗"："我人生的具体意义究竟是什么？"他的个人良知或许可以帮助他，但前提是他得仔细倾听内心的声音。可无论如何，没有任何一位精神科医生可以代劳，也没有任何一位心理治疗师有权力或许可，给他们的患者强行灌输一套价值体系或为其指出生命意义的方向。

其实也没这个必要。因为直至今天，我们精神科医生也都还不知道精神分裂症的真正成因，更不用说如何治愈它了。我们并非无所不知，更不是全能的。

我们唯一可以标榜自身的神圣属性是，我们无所不在。我们出现在每一个节目中，譬如我们正在《人活着》这个节目中等等。总之，我们无处不在！但最重要的是——请原谅我的直率——尤其是你们美国人，应该停止神化精神医学，重新人性化精神医学。

博尼斯蒂尔：非常感谢！我明白了，正如您所说，无论我们是谁、我们身在何方，又或者处于什么情况之下，最终一切都取决于我们自身。您向我们展示了我们可以做什么。非常感谢您能够来参加我们的节目。

弗兰克尔：也谢谢您。

博尼斯蒂尔：弗兰克尔博士，现在的年轻人似乎特别难以找到目标和生活的意义。可为什么偏偏是这一代年轻人面临这样的挑战？您想对他们说些什么？

弗兰克尔：首先我们要明确一点：这不是一种神经官能症，也不是一种疾病，而是人类最佳特质的一种体现，是人类最值得赞赏的品质，即睿智的诚实与严肃性。

如果有人不是想当然地从传统中找寻"我的生命意义是什么？"这一问题的答案，那么在某种程度上，这恰好说明了这个人的品质。但您知道吗？一个人不仅找寻其生命的意义，甚至还会质疑是否**存在**这样的意义。如果他足够勇敢，且不依附于传统，而是寻找自己的答案，那么他就应该在**勇敢**之余多加一点**耐心**，而不是从这种绝望中走向自杀。他应该耐心等待，而他终会领悟生命的意义。

但是，这种在青少年中如此普遍的绝望的后果，或者说副作用，更像是一场危机，有时甚至会被错误地称为疾病或疯狂。我记得有一次，我受一所美国大学的学生邀请去给他们做演讲，他们坚持要求讲座标题定为"新生代疯了吗"。我无法改变标题，可我又必须接受这个挑战。当我乘出租车去大学时，司机问我："您要讲什么话题？"我说："新生代疯了吗。"他笑了。"别笑，"我说，"我给您一个建议。我替您开出租车，您去帮我做演讲。""那不行，我做不到。"我说："我来自遥远的维也纳，而您肯定比我更能洞察时代脉搏。"然后他说，尽管如此，他还是做不到。于是我问他："老实说，您觉得当代人疯了吗？"您知道他是怎么不假思索就回答我的吗？"当然疯了。他们自杀，互相杀害，还吸毒！"

他的回答精准地指出了当代"群体性神经官能症"的三个方面。**他们自杀**：从抑郁到自杀。关于这一点您只需看看令人眩晕的自杀率，尤其是年轻人的自杀率。如今在美国，自杀已经成为仅次于交通事故的中小学生的主要死亡原因。

首先是抑郁症。其次，他们**互相残杀**，即他们有攻击性。青少年犯罪及暴力的比例令人震惊！最后，他们**吸毒**，即在抑郁和攻击之后出现的成瘾症。我习惯称这三点为"群体性神经官能症三重奏"。

在西方世界、亚洲和非洲都经过实证验证，所有这些现象本质上都可以归因于普遍存在的、蔓延全球的无意义感。这种感觉浸染着我们的文化，尤其侵蚀了我们年轻一代的心灵。

博尼斯蒂尔：好的，您描述了这种状态，并且提供了一套解决方案，即找到生命的意义。您之前也提到，人需要与自己保持一定的距离。我猜想，这对青少年来说是合适的，因为他们更倾向于陷入自我之中，在这个年龄段的他们也非常专注于自身。那他们应该怎样，或者说成年人又该怎样才能走出自我呢？

> 人是应该且能够实现自我的，可人只有在向外找寻时才能实现自我！自我实现永远不能作为一个目标来追求。当你追求它时，你就会错过它，就像你追求幸福、乐趣一样。

弗兰克尔：您知道吗，有实证证据表明，青少年过于专注自我解释和自我实现。当然，这两者是有害的，并且会妨碍我所说的自我超越。人是应该且能够实现自我的，可人只有在向外找寻时才能实现自我！即使是亚伯拉罕·马斯洛（Abraham Maslow），这位比其他任何人都更乐意推广和传播自我实现概念的人，他在离世前的最后作品中也认可了我的批评：自我实现永远不能作为一个目标来追求。当你追求它时，你就会错过它，就像你追求幸福、乐趣等一样。

但是，你也不能对任何患者说：请忘记自己。您知道这会有什么样的后果吗？正如历史上最伟大的哲学家伊曼纽尔·康德（Immanuel Kant）的经历一样。有一次，康德发现他的仆人是个小偷，因此必须解雇这位仆人，可他已经习惯了这位仆人的照料，因此下决心要把这位仆人忘记。您知道这位伟大的哲学家是怎么做的吗？他在一张纸上写上了"兰普（他仆人的名字），一定要忘记兰普"。然后，他把这张纸条挂在书桌对面的墙上。当然，这样做只能事与愿违，最终是**防止**他忘记兰普。事实上，我们永远不能靠意志力去忘记某事，尤其是忘记自己，除非我们投身于某项任务，某个具体的个人任务。追求意义的意志也无法被唤醒，除非人正在追求意义本身。

这一点非常重要，不然就会如同回旋镖一般。我曾在澳大
利亚墨尔本大学做过一次讲座，有人送给我一枚回旋镖作纪念，
当然是真正的回旋镖。当回旋镖交到我手上时，我突然有了心
理学家卡尔·布勒（Karl Bühler）所描述的那种顿悟的体验。我
突然意识到，这正是人类存在和人类于现实中实现自我超越品
质的象征。人们普遍认为回旋镖的任务是返回给投掷它的猎人，
然而正如那位澳大利亚人向我解释的，这个观点是不正确的。
因为只有**那些未能击中目标的回旋镖才会返回到投掷者手中**！

博尼斯蒂尔：（笑）

弗兰克尔：对于人类而言也是如此。那些过分专注自己、
过分致力于观察和解读自己、试图实现自我和解释自我的人，
他们失败不是因为他们没有一个投掷目标，而在于他们的生命
中缺失了一项任务。在自我之外，他们没有找到任何意义，也
没有找到比自己更重要的人。这就要提到自我超越：不能优先
关注自己，而是关注除了自己之外的其他事物，或者更好的情
况是，关注比自己更重要的其他人。

博尼斯蒂尔：还有一个问题：在我们的预采中，您曾提到

"无意识的上帝"这个表达，请问您具体指什么呢？

弗兰克尔：这是我最近出版的其中一本书的标题。在这里我指的是，在我多年的精神病学实践中不断遇到的一个事实：即便是不信教的人，在他们的无意识中也是具有宗教性的。当然，这里的"宗教"是最广义的宗教。但如果你认同阿尔伯特·爱因斯坦的观点，即找到生命意义的本身就是一种宗教行为这种最广义的宗教定义，那么我们可以说，每个人都可以无意识地以一种非常普遍的方式具备宗教属性。有时，我们甚至可以证明，这种无意识的且被压抑的宗教性可能会导致某些形式的神经性疾病。因此，西格蒙德·弗洛伊德认为，宗教其实也是人类的一种神经症，这种观点在某种意义上或许可以反过来理解：我们可能会遇到的一些神经症案例是由于人的内在渴望被压抑而导致的。

但这并不是说人们现在就要立刻投身宗教并对其大肆宣扬。或者因为制度化的宗教从某种意义上说已经过时，就转而追随各种流派，尤其是当下特别流行的对东方宗教的接受与吹捧。我很了解东方的神秘主义和冥想技术，也对其颇有好感，但所有这些都不能通过指令、命令、要求甚至个人意志来强制实现，只要人们将神视为一个存在，而这一存在的第一要义是尽可能聚集更多的信徒，并且是某一特定宗派的严格意义上的信徒，那人们就会失败，就无法真正触及人内心的宗教深度，感知最深切的宗教情感。

只能自发地、自然而然地实现。此外，我们不应忽视东方宗教在很大程度上与我们西方的思维方式不同，尤其是西方宗教讲究的是深度个人化导向，而不是非个人化。这一点在祈祷时表现得极为明显。在祈祷时，西方人会向一个完全个人化的存在而不仅仅是一个广袤宇宙中的所在发出呼唤。可以说，祈祷是一种非常个人化的对话，几乎因人而异。同时，我们也不能忽视另一个事实：我们西方的思维方式非常注重个人化的宗教方式。制度化宗教与个人化宗教两相对立，却又是可以相互结合的，而找到二者之间的融合是每一个有思考能力的个体的责任。制度化宗教与个人化宗教互为表里，相辅相成。

但只要人们将神视为一个存在，而这一存在的第一要义是尽可能聚集更多的信徒，并且是某一特定宗派的严格意义上的信徒，那人们就会失败，就无法真正触及人内心的宗教深度，感知最深切的宗教情感。人们可能会感到厌恶，因为他们对神的想象并非如此：他们想象中的神是关心人的，是无条件爱他们的，而不是一个渴望尽可能多地聚集忠实信徒的存在。因此，我认为应该摒弃和克服宗教间互相竞争、嘲笑或争执的旧习。因为从长远来看，这些宗派或宗派活动都将失败。可能这会被视为一种亵渎，但我确实经常将宗教比作语言。

博尼斯蒂尔：怎么说呢？

弗兰克尔：这个世界上存在着不同的语言，但没有人可以说自己的母语比其他语言优越。很简单，因为每种语言都能够表达真理。同时，每种语言中又都存在混乱和误解，都可能出错，甚至每种语言中都有谎言。因此，并不存在一种语言比另一种语言更优或更劣。同样的道理也适用于宗教或不同的宗教教派。简单来说，从来就不存在什么优越性。我承认，真理的确存在，可我必须补充一点，那就是没有任何人有权宣称，真理只掌握在他一人手中。

博尼斯蒂尔：非常感谢您，先生。万分感激。

第三章

自由与责任

文章说明

1946 年 12 月 28 日，弗兰克尔在阿尔山圣克里斯托夫的法国—奥地利高校会议上做了题为"存在分析与时代难题"的主题演讲 [1]，深刻揭示了寻求生命意义与人的自由和责任之间的关联。弗兰克尔结合自身的集中营经历和第二次世界大战对人的深刻影响，对于自由的无条件性的强调令人印象深刻。

存在分析与时代难题

　　新纪元的开启伴随着自然科学及其应用——技术的诞生。直至 19 世纪，技术进步走向成熟。如今的我们只能继承着 19 世纪的遗产：成熟的自然科学带来了自然主义，而技术进步则催生了功利主义态度。此二者现下皆已深入人心，在教育和培养的助力下渐渐变成理所当然，而与此同时，这一转变也理所当然地阻碍了人们对自身以及对周遭世界的理解。深受自然主义影响的人们如今只将自己视为一种自然生物，而秉持技术功利主义态度的人们则将世界视为其达成目的的手段。因此，通过技术，他们征服了世界。然而，在世界成为他的"征服对象"的同时，人类自身也变成了"抗争对象"，即被物化了！由此产生一个悖论：人类的"自然化"过程实际上是在"去自然化"；也就是说，当他将自己理解为纯粹的自然生物时，他却恰恰忽视了他的自然，即他特有的本质。

与此同时，当人把世界降级为单纯地达成目的的技术手段时，人亦忽视了他们本可能或本来必须要达成的最终目的。此时此刻，没有人会惊讶，我们的时代正走向重要转折点：走向对直接经验的反思！这一反思必定是双重的：既有对自身存在的深省（针对人们丢失的存在本质意识），也有对真实意义的反思（针对人们丢失的技术最终目的意识）。可这不都是存在主义问题吗？因为我们如今质疑的正是存在与意义的问题。

存在问题的"现代"形态，即"现代人的问题"，最初由克尔凯郭尔（Kierkegaard）于19世纪提出，后于20世纪逐步发展，走向成熟。伯格森（Bergson）的生命哲学，胡塞尔（Husserl）及其学生谢勒（Scheler）的现象学，均为当代存在主义哲学的发展奠定了前期基础。

战争进一步贬低人，使其一生都沦为被操纵的手段，最终成为炮灰。最终实现这一贬低或退化过程巅峰的便是集中营。

第一次世界大战后，海德格尔（Heidegger）和贾斯珀斯（Jaspers）开始建立存在主义哲学。第二次世界大战期间，存在主义哲学得以传播，其研究问题不断拓展，并逐渐走向极端。然而，当探寻这一发展趋势的内因时，我们不禁想到，第二次世界大战绝不止于前线战场的厮杀，更为"后方"（现在已不存在的概念）民众带来了进防空洞和集中营的特有体验，而此种体验早已背离康德所提出的要求，即或许每样东西都有价值，但唯独人拥有尊严。然而，资本主义经济体系的本质在于通过某种方式贬低人，贬低工人，几乎只视其为生产中的机器零件。只是这些还远非之前所提到的技术功利主义的胜利。因为这里仅仅是人的劳动变成了单纯的手段，而战争进一步贬低人，使其一生都沦为被操纵的手段，最终成为炮灰。最终，实现这一贬低或退化过程巅峰的便是集中营。因为在这里，不仅是劳动力或生命本身成为手段，就连死亡也是手段。在集中营内，人与实验的小白鼠无异，而伴随着不断深化的对人的贬低，技术进步却显而易见。人们也在质疑，是否还存在其他方面的进步，以及所有进步是否仅仅是技术上的进步，又是否恰好因为我们生活在技术时代，所以才对这一点印象深刻。

> 无论何时，人本身才是最关键的。人就是一直在做决定的生物，他需要一直反复决定，决定他是什么，以及下一刻的他又将成为什么。他既可成神，亦可入魔。

那要如何理解存在主义所提出的问题呢？提出存在问题的人认为自身有疑，也就是说存在问题乃是对人的质疑。我们又如何能断言，近来这个问题比以往更为深入呢？在当今这个时代，似乎一切都变得可疑起来。金钱、权力、声誉、幸福，所有这一切似乎都与人融为一体。但与此同时，人自己也在融化，被疼痛炙烤，为苦难烧尽，最终只剩下存在本身。消失殆尽的都是曾经拥有过的，譬如人们拥有的金钱、拥有的权力、拥有的声誉、拥有的幸福，可人就是人，并非拥有，而能够留下的也只有人，只有人身上的人性所在。这个时代也揭示了这种人性。在混乱的二战时期，在防空洞和集中营里，人们渐渐认识到一个真理：无论何时，人本身才是最关键的。那人又是什么呢？人就是一直在做决定的生物，他需要一直反复决定，决定他是什么，以及下一刻的他又将成为什么。他既可成神，亦可入魔。就像我们认识到的那样，或许我们这代人比以往任何时刻都认识得更为透彻——人就是这样一种生物，既发明得了毒气室，亦可哼着《马赛曲》，口中默念祷告词，毅然决然地走进毒气室。

可是，若我们假设人是可以自我决定的生物，那么人就会人不可能一直是"典型的……"而不会有其他可能。在集中营中，我曾结识了一位军官，他是一名党卫军。可他从不是什么"典型的党卫军"，他甚至用自己的钱偷偷帮营中的囚犯购买药品。

立马从自然主义要求他们停止的地方开始重新决定！

　　如果将生物决定论视为自然主义的表现形式之一，那么依据这一观点，一个人要么是"典型的"矮胖者（Pykniker），要么是"典型的"瘦弱体质者（Astheniker），抑或是"典型的"运动员体质者（Athletiker）。总之，不论哪种体型，他都只会是他原本的样子，不会有所改变。依据社会决定论（Soziologismus）的观点来看，一个人要么是典型的资本家，要么是典型的无产者，抑或是典型的小市民。不论归属哪种，人都必须根据自己的社会存在拥有这样或那样的精神态度。这种精神态度一定是单一的，并且是与社会身份相匹配的，而脱离人特有"类型"所决定的确定性是难以想象的。最后，我们再来探讨一下生物决定论和社会决定论之间的关联。在某种程度上强调"集体性"的生物决定论在种族主义中表现明显：根据这一观点，我要么是"北欧效率型"人格，要么是"地中海表现型"人格，抑或是"沙漠启示型"人格。无论何种情况，我都会受此束缚和捆绑，无论何时何地，我的所有思想决策都将由我的这一类型而命定。

　　可事实并非如此，人不可能一直是"典型的……"而不会有其他可能。在集中营中，我曾结识了一位军官，他是一名党卫军。可他从不是什么"典型的党卫军"，他甚至用自己的钱偷偷帮营中的囚犯购买药品。

在同一个集中营内，我还认识一位营地长老，他自己也是囚犯，却常常殴打其他囚犯。另外，我还知道一位盖世太保高级官员。他曾在晚上回到家后，极度震惊地同家人讲述驱逐的事情。他的妻子听罢泣不成声。他恳切地要求与他有接触的几个犹太人不停地谩骂他，因为一旦别人听不到谩骂声就会起疑，撤销他的职位，而他也会失去仅有的可以减轻营内犯人痛苦的一点点机会。我所讲述的这些人，无一例外都本可以成为他们"种族"或社会角色的"典型"代表，可他们并没有这样做，反而决定成为"非典型"的人。因此我们可以说，没有任何一种典型能够明确决定人的行为。从这个意义上来说，根本不存在种族，或者说只有两个"种族"：正直种族和非正直种族。这一划分涵盖了生物学、社会学及心理学的所有类型。希望人类可以跨越种族和所谓的类型边界，达成正直人士之间的团结意识，就如同犹太教最初将一神论作为唯一上帝的教义带给世人一样，人类也可以达成世界范围内的单一人类论，并以此作为唯一人类之教义。

可我们也明白，正直之人占少数。正直之人可能永远占少数，而且是一直失败的少数，只是这种悲观主义无疑又会让我们误入宿命论的歧途。在过去，我们往往会把积极主义同乐观、坚信进步相关联。可如今，正是对必然发生的进步、对自动化进一步发展的信念削弱了我们的积极性，使我们的内心变得麻木，使我们早就不再相信自身的进步。我们开始变得悲观，因为我们知道人能够做些什么。可我们前面也说过，一切都取决于人，或许我们必须再补充一点：取决于每一个人！正因为有人性的人占少数，我们才说每一个个体都尤为重要。这些人对于战争的坚定和他们的个人牺牲精神决定了他们不应为重演大规模的人类牺牲而承担共同责任，但他们也绝不会畏惧因此而牺牲个人的生命。因为若生命本身存在价值，而其全部价值正是在于为了某些其他事物而将自己奉献出去，那这生命又意味着什么呢？正是在集中营中这种生命的本质超越。使它的"意向性"自我超越得到了完整揭示。

对集中营中的大多数人来说，他们的问题是："我能活下来吗？"若答案是否定的，那么所有这些苦难都将毫无意义。然我们讨论个体的重要性时，所说的个体是指不依附于任何形式的组织的个体。然而，个体与个体之间仍有细窄的桥梁相连，桥梁之上流淌着的正是时代精神与未来精神。这些桥梁让我们纵使来自不同国家，依然有机会相聚于此地，而拥有人性光辉的人们也由此跨越边界，找到彼此。

而，总有其他人会提出不同的问题："这苦难，甚至这死亡有意义吗？"如果没有，那么即便活下来，生存本身也将失去意义。一个人的生命如果仅仅依赖于幸运逃脱的偶然性，那么即使幸存，这样的生命也不可能是有意义和有价值的。因此，所有那些集中营里表面上的苦难和牺牲的无意义背后，彰显出的都是绝对意义，其中也包含了苦难、牺牲和死亡的意义。

我们讨论个体的重要性时，所说的个体是指不依附于任何形式的组织的个体。然而，个体与个体之间仍有细窄的桥梁相连，桥梁之上流淌着的正是时代精神与未来精神。这些桥梁让我们纵使来自不同国家，依然有机会相聚于此地，而拥有人性光辉的人们也由此跨越边界，找到彼此。只是希望今天的人们，纵使被"政治化"了，也请不要仅限于党派意义上的政治化，而是放眼于广袤世界意义上的政治化。

这一点变得愈发重要。因为随处可见的是，人性正从公共领域和政治生活中退守到私人生活领域。一方面，对政治的厌恶侵袭了正直之人，另一方面，他们在自己的小圈子也羞于展示这份正直。在一个"理想主义者"几乎等同于侮辱词的时代，人们愈发倾向于让自己的善良蜷缩于一室之内。由此，我们也就不会感到惊讶：那些年轻的走私犯，可以在社会上毫无顾忌地从事黑市交易，从而为自己人，当然不仅仅是他们自己，提供更好的物质生活。人们对政治感到厌恶的主要原因在于，如今的党派政治完全醉心于党的纲领和斗争策略，彻底屈服于功利主义。他们坚持目的可以神圣化手段的立场，而这一立场既体现在党派领导人的机会主义中，也体现在党员的顺势主义中。许多正直人士对党派政治运作的厌恶主要源于对无休止的宣传的极度疲倦。近年来，所有形式的宣传都已彻底失去威信。唯一剩下的宣传方式便是：对榜样的宣传！这主要由教育者操控。此外还有一种：对话式宣传。它发生在人与人之间的*私密*谈话里，既可以是神父与信徒之间的对话，也可以如维克多·E. 葛布萨特尔所说的，"西方人从灵魂牧师转向心理治疗师"，即发生在神经病学家与患者之间的对话。

我们一开始讨论了人类对其真实存在的存在性自省，准确地说是在自由存在意义上的自省，而非自然主义将人从生物学、社会学、生理学法则所限定的类型层面上的自省。如果我们现在要继续探讨这种人类本质的自由，就要将它与其辩证的对立面——命运性进行对照。所谓命运，就是与自由相对立的所在，既包括人自身的内在命运，亦包含其周遭的命运。后者首先是物质的，这里指"物质"的广义理解，即"经济"意义上的，指人的经济状况，其次是人的社会状况，是社会决定论所认为的人类存在的唯一决定因素。于是，我们不得不面对历史唯物主义的问题：物质＝经济状况或人的社会状况，即人的社会"存在"，并且认为这一"存在"明确地决定着人的意识。

那么，我们不禁发问：（社会）环境是否真的具备塑造个性的能量，以至于人类完全依附于它，心理上不仅受其影响且受其支配吗？让我们以性格学家乌缇次（Utitz）所观察到的，长期被关押在集中营的囚犯的性格变化为例来说明。乌缇次的研究显示，这种变化表现为性格结构的分裂型［按照克莱奇默（Kretschmer）的分类］偏移。囚犯们在变得越来越易怒的同时又变得十分冷漠。我们必须明确的是，每个囚犯仍然拥有内在的自由，去抵抗这些看似必然的、由外部条件引起的性格扭曲，而且不断有证据表明，有些囚犯的确可以在很好地压抑自己易怒情绪的同时又克服冷漠状态。即便身处看似压倒性的环境之中，人内在的自由也会延续到生命的最后一刻。或许囚犯的一切都可以被夺走，可他仍然能够保留这种自由。无论遭遇何种命运，人们都不会失去对命运做出这样或那样反应的自由，即便身在集中营，也依然存在着"这样或那样"选择的机会。

若有曾身陷集中营的人基于弗洛伊德的精神分析学说对囚禁所带来的心灵反应做出其他解读，认为拘禁和集中营生活带来了一种"退行"，即退回至更原始的冲动形式，那么我只能说，总有一些个案证明了人能够抵挡这种看似不可避免的性格发展趋势。事实上，的确有充足的案例表明，同样是有过集中营经历，有些人非但没有被催生出"退行"，反而因此有了进步，内心获得了前进的方向与提升的动力。这或许正应了荷尔德林的那句话："当踏上不幸之时，我却站得更高。"

但是，我们不应该对马克思主义有偏见，并误认为它主张外在的经济和社会条件唯一且明确地决定了人的意识。这样说的人其实不是真正的马克思主义者，只能算是一个肤浅的马克思主义者。因为即便是教条式的马克思主义者也认为，社会存在与人的意识之间的依存关系并非单向，意识对社会存在同样具有反作用。阶级状况明确决定阶级意识只是马克思主义真理的一个方面。因而，若我们对此进行补充，认为阶级意识反过来也影响社会状况或政治发展，也是符合马克思主义思想的。

我们可以看到，即便在社会主义中，自由作为政治斗争的一种手段，也是被马克思主义视为前提条件的。现在我们要问的是，自由是否也作为社会主义的政治终极目标被"隐含地"视为前提呢？实际上，我们很快便发现，自由确实包含在了那种为实现所有社会主义政治意义而建立的理想社会集体中。

当然，这里的社群概念与那种被称为"政治动物学"观点下的社群完全不同。顾名思义，政治动物学将人视为纯粹的*政治动物*！也就是说，人的集群是生物性的，乃至动物性的。可实际情况并非如此，所有真正的人类社群都包含对人的自由的认同。人与动物不同，人并非简单地沦为社群的一部分并被其套牢，而应是每一次社群决策的制定者！在这个决策中恰恰又蕴含着自由的要素。因此我们看到，人的自由与人类社群之间存在一种基础性关系。

基于这种自由构建的人类社群理念，不同于那种实际上并不代表真正社群，而仅仅是集体的、"共同体"式的极权主义。另有一个老生常谈的关于个体和社群谁拥有优先级的问题，实际上相当不成熟。它之所以一再被提出，可能恰好因为人类社会本身还处在不成熟的发展阶段。我们认为，除了自由与社群

个体与社群之间还存在真正的辩证关系。只有社群才能保障个体的个性化意义，而同样地，只有保证个体的个性才能反过来确保社群的意义。

之间的基础性关系外，个体与社群之间还存在真正的辩证关系。简单来说，只有社群才能保障个体的个性化意义，而同样地，只有保证个体的个性才能反过来确保社群的意义。正是这一点，也只有这一点，才能将社群与简单的集体甚至群体区分开来。于集体而言，人只有作为众多生产元素之一才有"意义"。纳粹国家的安乐死政策已经让我们彻底认清，这种思维方式最终会带来什么。那些不再具有生产力的生命从一开始就被认为是"无价值的生命"，是理应被消灭的，而所有真正属于人类的价值，所有那些使人超越其生产力之外仍显得宝贵、使其存在本身就具备人类尊严的东西却无人看到。

因此，通过上述讨论我们已经明确，对于真正的马克思主义者来说，人的自由无论是作为手段还是最终目标，都始终是前提。换句话说，无论是**奋斗中的社会主义**还是**胜利的社会主义**，都不会放弃自由。由此，在通过阐明和揭示自由元素而探究历史唯物主义问题的过程中，我们本该实现向个人社会主义的转变。

接下来，我们不再将个人自由与"我们周围"的命运进行对照，而是与（看起来的）我们自身内在的命运进行对照研究，

> 人的内在天资纵然是命中注定，但它们仅仅提供了可能性，而实现与否则完全取决于个人决定。

而一个人的内在命运首先表现为所谓的天资。因为此前我们曾对社会决定论进行批判性审视，在此我们也要对生物决定论进行批判。人的天资实际上代表了他内在的生物学条件，其中既包括人通过家族遗传而"携带"的条件，也包含了国家民族条件或性格倾向意义上的条件。

关于这一点，我想先强调一点：人的内在天资纵然是命中注定，从一开始就超出了人的自由与责任范畴，但本质上它们是完全中性或自相矛盾的。它们仅仅提供了可能性，而实现与否则完全取决于个人决定。这些内在可能性在个体中的实现，或经由个体的实现，才使得原本呈现中性的天资，变成了价值或非价值、美德或恶习。由此，我们不得不提到集体罪责问题。首先，我们必须对这一概念进行严格区分。"集体罪责"实际上有三种不同的含义，而在当下的语言应用中，集体罪责几乎从不代表此三种含义。现如今，这三种集体罪责的含义的表述如下：

1. **集体罪责。**这种所谓的集体责任可以理解为，某个特定集体的所有成员作为一个整体或集体，对该集体行为产生的后果负有责任。即便从个体角度而言，并无个人责任，却同样负有某个特定集体的所有成员作为一个整体或集体，对该集体行为产生的后果负有责任。

集体责任。我们可以设想一下：假如我需要做阑尾炎手术，而我对于手术的必要性无法负责，即便患上阑尾炎，这也并非我的"罪责"。

尽管如此，我仍会"欠"给我做手术的医生一笔酬劳，并且有"责任"支付这笔费用。同样，如果一个国家因无力自保，或如国人们自己一再声称的那样，昏聩无能，而须由其他国家将其从暴政和恐怖之中解救出来，须由其他热爱自由的国家的青年人在战场上奉献牺牲，才能将个别的无辜者从他们的政府手中解放出来，那么，这个国家作为一个整体，以及这个国家的每一位个体，对此均负有责任。因此，即便我个人对我所属国家在世界事件中所犯下的罪行毫无责任，依然需对这些罪行带来的后果承担共同罪责。

2. 加入某集体的责任。第一，假设我加入了一个集体，譬如某个政党，那么在某种程度上，我个人也可能对该政党按计划实施的某些犯罪行为背负相应的共同罪责。但我不应因自己恰好属于一个曾经发起过犯罪战争的国家而被问责。

第二，即使我加入了一个政党，并因此在某种程度上对这个政党所犯下的罪行负有共同责任。问题在于：我是否能够或在多大程度上可以证明自己当时身处高压之下，这个致我被问责的加入行为是否或多或少属于被强迫的、非自愿的行为。也就是说，加入这个政党既非我的自由之举，也并不完全属于我的责任。的确，个别情况下，对此类棘手的问题做出决定可能并非易事。但无论如何，只有那些能够证明自己在相同情况下确实抵挡住了压力或胁迫的人，才有权对他人进行评判或指责，指责他人本应抵抗住压力或胁迫。**只有那些宁愿去集中营也不愿屈服于压力的人，才有资格对屈服者进行评判。**未曾经历过被指控者处境的人，譬如那些安全待在国外的人，却要求他人表现英雄主义或直接殉难，抑或对他人的软弱和怯懦横加指责，这实在是太容易了。

3. 集体责任。最后，可能会引起误解的是，集体罪责中亦包含集体责任。根据这一概念，每个个体都在一定程度上对其他人负有共同责任，也就是人们常说的"一人为所有人"。对此，还须补充一点："所有人为一人！"假设每个人的确都对其他人负有共同责任，那么请确保**每个人也为每个人负责！**

任何将一个国家与另一个国家进行衡量的伪善行为都是极不恰当的。我们必须承认：每个人、每个个体如同每个民族，绝对是与"恶"相伴而行的。这种伴随真实存在，如果用音乐来类比，这种伴随是一种"必不可少"的伴奏：恶无处不在！过去的这些年中，我们见识到了人的无所不能；我们也意识到，所有人都具备这样的能力。当然，并不是说每个人都会行恶，但至少在每个人身上都存在着恶的可能性，而这种可能性过去存在过，现在正存在，未来也会一直存在。千万不要相信：魔鬼占领了某个国家，或垄断了某个政党。那些认为国家社会主义创造了邪恶的人也是错的，他们无疑高估了纳粹一党。纳粹根本不具备创造力，哪怕是创造恶的能力。纳粹只是通过前所未有的系统，促进了恶的发展：通过选拔负面的邪恶代表，以及放大邪恶榜样身上所"不断产生的邪恶"能量，来激发人们心中的邪念。

那我们现在应反其道而行之吗？我们应该"换一套绿色标签，继续做同样的事情"，更确切地讲，把棕色换成黑色或红色吗？我们应该只是改变一下标志，然后一遍又一遍，做同样的事情吗？我认识一个小男孩，在一次被问到是否想来点酒精饮料时，他用不太熟练的德语说道："谢谢，不用了。我是酒精的反犹太主义者。"

这就是当下许多主义给人的感觉：人们或许不再是字面意义或原始意义上的反犹太主义者，也就是说，他们不再是针对"闪米特人"的反犹太主义者，但却成了某种其他事物的"反犹太主义者"。用与人们声称要对抗的系统相同的方式来攻击系统本身会产生一种内在的矛盾，而这一矛盾就如同建立一个"俱乐部狂热反对者俱乐部"。以前我们会说，只有符号不同，可现在我们完全可以说：连前缀都保留了，即"反对"！就这样，又一个口号诞生了。可是，我们早就应该受够了口号。因为我们不单单看到过人是如何被打击而倒下的，更是见识到了一个民族是如何因口号而被倾覆的。

我们现在应当摧毁恶的锁链，不要以牙还牙、以恶治恶。要利用仅有的机会，不让恶行持续，甚至永存。我们不能遵循"以眼还眼，以牙还牙"的原则。对于试图引用《旧约》中的这句话来参与讨论的人，我们亦可引用同一本书中该隐的故事来回应他们，并以此佐证我们的观点。大多数人在被问及该隐记号的作用时，可能会认为上帝想要通过这种方式标记该隐，以引起他人对这第一杀手的注意，但这其实大错特错。细读圣经就会发现，在上帝给予该隐惩罚后，该隐申辩道，他如今被驱逐到异地，恐会遭人杀害。而恰恰是为了防止该隐被杀，为了不让其他人加害于他，避免杀戮持续，不以谋杀制谋杀，上帝才为他打上了该隐记号。圣经中也明确记载，谋杀该隐的行为将受到比该隐谋杀亚伯更为严厉的惩罚。这才是该隐记号的真正用意，也只有如此，才能避免兄弟间的持续杀戮。

让我们回到最初的问题：当不谈论"罪责"时，是否以及在多大程度上存在所谓的集体"责任"？基于我们之前的讨论，或许可以这样表述：若存在集体责任，那么它只可能是一种全球性的责任。

一只手不该因另一只手生疮、自身完好而沾沾自喜，因为真正生病的是整个身体。同样，一个国家亦不应因陷入纳粹困境的是德国而非自己就感到庆幸，因为患病的是整个人类。

由此我们可以看到，对集体罪责问题的批判性评价如何将我们从集体罪责论引到了全球性责任的理念。

但构成我内在命运的不仅仅是我的生物学特质——天资，即我的自由需要研究处理的部分。除社会学和生物学因素外，构成命运的还包括心理学因素，而我内在的心理命运即"本我（弗洛伊德）"。因为"本我"是本质上与自我及其自由相对立人不是简单的存在，而是可以决定自身如何存在的存在。我们认为人的存在更是一种负责任的存在，更确切地说，是基于人的根本自由基础之上的负责任的存在。

的东西，"它是驱动"——可驱动谁呢？让我们从语法层面上探索它的宾语。精神分析给出的答案是：本我驱动着自我。由此，自我也成为了心理学意义上的对象！而在精神分析的视角下，它的主体性似乎被完全忽略了，甚至最终被解释为由冲动（即"自我冲动"）构成。我们反对精神分析学说将人的存在看作被驱动的存在，因为在雅斯贝尔斯看来，人的存在是一种"决定的存在"。从这个意义上说，人不是简单的存在，而是可以决定自身如何存在的存在。我们认为人的存在更是一种负责任的存在，更确切地说，是基于人的根本自由基础之上的负责任的存在。

自由与责任之间的关系表明，人不仅有关于某事的自由，同时还应有为了某事的自由，而承担责任亦构成了人可以"为某事"的自由。因此我们必须提出与弗洛伊德精神分析学说相悖的观念，即从责任感来分析人的存在。人的这一所在方式，这种以责任感表现为其辨认基础的所在就叫存在。存在分析继精神分析之后，作为对人类存在的分析，超越了单纯的驱动存在分析。有人可能会反驳说，存在无法被分析，最多只能被"阐明"。然而，我们对分析的理解早已不是弗洛伊德原子论观点意义上的分析，使用"分析"这个词是用以突显那些已经暗含于存在本质中的东西。

存在分析一再证实了，自由即人本质的责任性存在的基础，在神经症的生存方式中亦是如此。该自由是完整的自由：即便在自我"被驱动"时，它仍以某种方式存在。因为，是我让自己被驱动的！放弃自由及其使用本身，亦是自由，即自愿地放弃。因为本我对自我的放弃是自愿发生的。

由此可知，自由能够对抗那些无意识驱动所带来的看似强大无比的"恶魔般力量"。实际上，所有的驱动从一开始就是被塑造的，是由自我塑造的。因此，如果有人问，自我如何能够在任何情况下都对"恶魔"保持坚定，那他就是将自我自由的本质误解成一种存在性的自由。心理主义的特点在于，将精神现象从精神"空间"仅投射至心理层面。在投射中，精神现象变得模糊。如果不关注精神内容，仅仅观察心理活动，我们将无法判断这些精神现象究竟是文化成就还是心理特征。如同平面上的圆形图案，既可以是二维平面圆形的投影，也可能是三维空间的圆柱、球体或圆锥的投影。单从心理层面，我们无法发现陀思妥耶夫斯基和其他任意一位癫痫患者之间的差异。因此，心理投射剥夺了一个我们观察的维度，即精神维度。

单单将人的存在客观化，就已使我们丧失了它所"在"的维度！因为在我们将自我变为一个对象的瞬间，我们便失去了它的真实特性。这也是行为主义的内在矛盾：它将人的自由行为固化成一个客观事实，人自身也就变成了一个客观事实！

我们永远不应忘记，对人类存在的所有客观化，只涉及其"如何存在"，而非"存在本身"。存在本身不同于"如何存在"。它并非"如何存在"，而总"有能力成为其他"。存在本身超越了自身的"如何存在"。人的存在也从不完全局限于自身的事实性。成为人，并不意味着事实上的存在，而是一种可选择的存在！然而，精神分析学由于其本质上的心理主义和客观化态度，必然会忽略人类的存在。精神分析因为一直聚焦于心理学的事实性，从而失去了对存在的可能性的洞察。通过这简短的探讨，我们试图指出一条理解人的必要道路，即视人的存在为真正的人类存在方式。换而言之：我们由此实现了从精神分析到存在分析的转变。[3]

根据定义，存在分析旨在让人意识到责任的存在。人的责任源于有限性，而人的有限性首先体现在其存在的临时性上，临时性的主要表现为死亡。可我们知道，正是死亡构成了人类的责任感。如果人是不朽的，那么他完全可以合理地忽略一切实现价值的机会。对于他来说，也就没有什么是现在非做不可的，因为他完全可以在此后的某个时刻再做。只有在面对我们存在的时间的有限性时，我们才能以某种绝对命令的方式充分唤起人的责任感，譬如，*去行动，就像你已经活了第二次，而第一次时你犯了所有现在正打算犯的错误*。

其实重要的并不是死亡，也并非人类即将面对的未来，而是人类所留下的过去，是基于短暂性而生发的责任感！但即便短暂，依然不会削弱我们对责任的热情，因为真正倏忽而逝的只有实现价值的可能性。可当我们实现这些价值时，我们实际上是将它们永久地保存到了现实中，永久地封存进了过去存在的现实之中！它们在过去曾被清除，亦被保存——这里的清除用到了黑格尔的双关语①，同时含"保留"之义，而过去的存在可能是存在最稳定的形式。因为某事一旦成为过去，就再也无法从这个世界上消失。我们所追求的责任感，不正是为了创造

---

① 德语原文"aufgehoben"是德语动词 aufheben 的过去分词，既表示被清除、解除，又可以指被保存、保留，而这一单词的矛盾特性正与黑格尔的双关哲学有相通之处，故作者在此提及黑格尔。——译者注

事物并让它们进入这个世界之中吗？

　　至此，我们将责任定义为自由地[①]"为了什么"。那么，现在还有最后一个问题：责任的前提是什么。对于这个问题，存在分析只能欠下一个答案。它就如同一扇通往超越的大门，因存在分析而保持开放。存在分析首先是一种心理治疗方法，主要负责处理心理问题，就如同帮人们布置好内在的房间——当然，这样做也并不会挡住通往超越的门。超越之中即是绝对，绝对存在于超越之中。超越所在的维度绝非存在分析敢于涉足的领域，或许根本不存在于某一维度之内，它本身即坐标系……尽管如此，即便存在分析惮于接近绝对领域，也须至少做到：确保相对的相对性。因为很可能，当纯粹的内在视角没有意识到自己与超越相邻时，便从一开始就是一种扭曲的视角。人们曾批判神学中的拟人化倾向，反之，我们亦不希望如今去指责人类学的神人化倾向。这意味着，在将人的命运从生物学、心理学和社会学意义上相对化之后，我们所提出的人的本质学说主

---

① 在存在主义和其他一些哲学流派中，自由不仅仅意味着没有外部约束的状态，还意味着一种内在的责任感。自由使个体能够做出选择，而这些选择必然伴随着相应的责任。因此，自由的真正意义在于承担起这些选择所带来的责任。——译者注

张将人的自由置于这些命运的对立面，并绝对化！因此，我们可以看到，当规避了生物主义、心理主义和社会主义的风险之后，我们仍然面临着最后一个风险：人类学主义的风险。

前文已经提及，对于最后一个问题，存在分析本身还欠缺一个答案。因为它无法将人送至终点站，可人们至少有可能在这一站搭上通往超越方向的"直通车"。毕竟，这一站就位于通往绝对的"路途之中"，而这种绝对，恐怕只有那些拥有宗教体验的人才能理解。

对我们来说，有一点至关重要：证据表明，非宗教人士与宗教人士在有责任感的体验、经历或行动方面并不存在对立关系。更确切地说，宗教体验与宗教维度只存在附带价值。[4] 我们可以明确看到非宗教人士和宗教人士是如何体验自身存在的：前者视存在为单纯的任务，并将其看作责任的呼唤；后者则会额外体验到设定这一任务的实体，而这个任务也由此被称作神圣的使命。

在只有存在分析涉足的"内在领域"，同样存在着责任"面对什么"这一模棱两可的情况：良知。实际上，良知指向它自身以外的东西，即指向内在领域之外。只要将其视为一种道德本能，我们便很容易明白这一点。

　　假设我要生产纸袋来包装商品，那么我就需要有一定的智力，而完成这项任务需要的智力极低，以至于我可以将这项任务委托给神经病院中接受职业治疗的一位智力障碍患者[5]。相反，如果我想通过一台机器来自主完成这些纸袋的制作，那么无疑我还需要一种根本上更高阶的智力来设计制造这台机器。这与所谓的本能智慧相似。众所周知，有一种甲虫的雌性能够以特定的方式（根据一种即便是数学家也头疼的"非理性"曲线）从叶片中剪出一块，然后将其卷成筒状，用来安全地放置它们的卵。我们不禁发问：如果"明智的"本能所带来的成就尚且如此令人震撼，那么设计或创造本能的更高阶的智慧又该有多么高深莫测？……由此，我们可以看到，本能，包括道德本能、良知，都指向了超越它们自身和内在领域之外的超然境界。

　　我们之前曾提到，宗教人士可以通过感知到委托人，而比非宗教人士有更多的体验或见识。但宗教人士切忌因这种宗教体验的"优越感"而横生傲慢。更准确地说，在面对非宗教人士时，宗教人士表现出的合理姿态应且只应是：宽容。因为在面对失明人士时，可见光明者的自然姿态绝不会是蔑视，而应是同情与乐于助人。

但我们若是将宗教人士与非宗教人士对立，好似宗教人士才是两者中的可见光明者，这也是错的。至于错在哪里，我想借一个类比来说明。如果人生如同一出舞台剧，每个人都是台上的演员，那么我们很容易联想到，当演员被聚光灯照射时，演员极易目眩，因此压根儿无法看清观众席，只看得到一个巨大的黑洞。他们从来看不到自己"在谁面前"表演，人生不亦是如此吗？我们因日常琐事的"光亮"而目眩，亦看不清自己究竟"在谁面前""承担"起了存在的责任（就如同演员扮演着自己的角色一般）：我们看不到自己在为谁表演！总有人觉得，就在那里，在他们"什么都看不到"的地方，坐着一位伟大的观众，而他正目不转睛地盯着台上的人。这些人也会朝我们喊话："注意点，你们正站在拉开的帷幕前！"

第四章

基于短暂性的意义与责任

文
章
说
明

　　弗兰克尔晚年曾于 1984 年 10 月 23 日在多恩比恩作题为
《战胜短暂性》的演讲 [1]。在此篇文章中，维克多·弗兰克尔再
次探讨了短暂性这一主题，并基于人终究会死这一事实重申了
意义与责任的重要性。

战胜短暂性

尊敬的科布博士，女士们，先生们，感谢各位的热情接待。在讲座开始前我想说明，今天我想讲的主题或者标题并不是"克服过去"，而是"战胜短暂性"。因此，我们要探讨的并非如何处理过去，或是自己的过去，而是：人类如何处理自身存在的短暂性，生命的短暂性——亦即人要如何应对这一事实，如何与生命本质上的短暂性达成和解。换言之，我们今天着重讨论的是人要如何到达这样的境地，即在面对生命的短暂性时依然说"是"，而在面对自己终将死亡这一事实时，也依然能够肯定自己的生命。

即便终究要死，人生也得走这一遭。我们不该忘记，生命本身就是个不断死亡的过程。在这个过程中，我们曾经喜爱的

> 只有在终将死亡、身处人类存在时间有限这一事实的压力之下时，行动才有意义。不光是行动，还有对世界的体验，也不单单是体验，还包括爱，包括勇敢地承担和忍受我们所肩负的一切，都将变得有意义。

事物或人不断走向凋零。可以说，终其一生，人都在告别。这不仅指弗洛伊德为自己的理论和精神分析疗法设定的两大目标，即工作能力和享乐能力的凋落，也有人对于苦难承受能力的消亡。死亡则是这段告别旅程的终点，也是人生旅程不断走向凋亡的终点。问题在于，这种短暂性与死亡性是否会事先奏效——远在未到达终点或死亡到来之前就否认生命的价值、贬低其价值或干脆夺走其全部意义。这是我们必须自问的第一个问题，由此我也想引出今天的第一个论点：死亡非但不会夺走生命的意义，还恰恰会给予生命以意义。

设想一下：倘若没有死亡，会发生什么，生命又是何种姿态？若一切都可被无限期推迟，又将意味着什么？没有什么是今天或明天必须完成的，那么所有的事情都可能在 1 周后、1 个月后、1 年后、10 年后、100 年后甚至 1 000 年后才发生。只有在终将死亡、身处人类存在时间有限这一事实的压力之下时，行动才有意义。不光是行动，还有对世界的体验，也不单单是体验，还包括爱，包括勇敢地承担和忍受我们所肩负的一切，这些都将变得有意义。

或许您现在可以理解，为什么作为一种心理治疗方法的意义疗法会提出范畴命令——一种行为准则，一种源于哲学精神领域的行为和行动规范，而这一命令或警言遵循着伊曼努尔·康德的传统警示人们："去生活吧，就如同第二次活着，而你如今正打算犯的错误在第一次生命中也全部犯过。"

　　您知道这意味着什么吗？您知道它面向对人类存在至关重要的责任感发出了何种呼唤吗？它如此强而有力，鼓舞着人们从既定的情境之中谨慎地挖掘出尽可能好的意义，指引着人们出于责任感而全力实现当前情境的潜在意义——有时，这也意味着在最后一刻扭转方向，以防人们做了未来可能会后悔却永远无法补救的事情。

　　您看到了吗？这也延伸到了日常琐事中。请原谅我以个人举例，但我想向各位展示，在实践中、在日常生活中它是如何呈现的。许多年前，一个朋友让他的儿子来找我："去和维克多大叔聊聊"——这个孩子叫我"维克多大叔"。当时我朋友的儿子很可能陷入毒品圈，甚至可能加入犯罪团伙。总之，当时的他处境十分危险。可是我该对这个少年做些什么呢？我又不是什么导师，或者有其他什么身份。我应该对他说些什么呢？然后，我即兴对他说了以下这些话："你知道你为什么来到这里。我应该对你说什么呢？我唯一能说的是：想想后果。5 年后，10 年后，20 年后，你会有两种可能。要么你会对自己说：'还记得你当时在维克多大叔那里，思考了自己的人生吗？幸好，你在最后一刻把自己从这个或那个事情中拉了回来。'又或许 10 年、20 年后你会说：'我当时在维克多大叔那里是多么愚蠢啊。他向我展示了人生的各种可能，为我指出了十字路口和岔路口，而我这个傻瓜还是继续走上了老路。'而这两种可能此刻正摆在你面前。无需其他，我只希望你考虑一下这些。"

我们很难辨明，何为因，何为果。也不知道我的话是否会像化学反应中的催化剂一般在他身上发挥作用，又或许对他来说只是左耳朵进、右耳朵出，这些都很难说清楚。

有一个神学术语一直让我很着迷，那就是 mysterium iniquitatis，意即罪孽的奥秘，或罪恶的奥秘。人们永远无法解开犯罪行为因果网的最后一环。若真能解开，人们也将会剥夺罪犯所残余的最后一点人性尊严。您知道吗？这无异于将罪犯视作机器、设备或是器械，视作一个完全受社会因素、心理因素、生物因素或事实支配，而不会有任何其他可能性、其他行动或个人行为的生物。由此也将否认人有自我决定的自由这一事实，并掠走他所肩负的尽可能有意义的、全力以赴做最好的自己的责任感。人们觉得自己在提供人道主义服务，可事实上却恰恰让这样的人或这样的罪犯失去了自己的人性与个性。

但情况也可以截然不同。关于这一点我不想展开讨论，我只想说：即使在最恶劣的犯罪行为中，也残存一丝无法解释的自由决定的余地。如果您受决定论的某种意识形态影响还没看到或根本不愿看到这一点，那么您将永远无法触及一个罪犯的个性核心，而诸如社会化过程①等的术语也将对您毫无帮助。

关键是我们要学会在人身上看到人性，并时刻谨记这一点。直到最后，直至生命的终结，即便是在一个精神病患者身上，抑或对于一个早已堕入犯罪深渊的个体，人性都将永远存在。

---

① 社会化过程（Sozialisierungsprozesse）指的是个体在与社会互动的过程中学到的行为规范、价值观和文化规则。它是一个人从出生到成年，通过家庭、学校、同伴群体等社会机构的影响，逐渐适应并融入社会的过程。作者批评单纯依赖社会化过程来解释犯罪行为的观点，认为这种观点忽略了个人在犯罪行为中仍然保留的自由选择的因素。作者强调，要真正理解犯罪者的核心个性，仅仅依靠社会化过程的解释是不够的。——译者注

"你所争取的、所爱的、所遭受的这一切都不会是徒劳的。"这意味着，尽管生命是短暂的，它仍然具有并葆有意义。

　　关于实现意义的可能，之前我已经提到过。这些可能需要被察觉、被实现、被完成。这是人在每一个生活情境中的任务。而一旦这些可能被实现，一旦某个可能有那么一次转化成了现实——我说的是**一次**——那么我们就永久地完成了它。它将会成为永恒。没人能够消除它，也没有人能够撤销它。我们将其转化为过去的存在。在那里，它被保存下来，也正是在那里，它可以免于流逝。

　　只有这些可能还未实现时，才是短暂的。一旦我们真正实现了这些可能，便会使其不朽。我们不仅仅实现了它，更使其成为永恒。人们常常认为，过去的一切都无法挽回地失去了，可事实正相反：过去的一切是不可失去的。它们被保留在过去并免受短暂性的侵蚀，而这也正是我们讨论的主题——保留。

　　过去的存在也是存在的一种方式，我甚至可以说，它是**最安全**的存在方式。我常用一个比喻来表达这一点：通常，人们只会看到庄稼地上短暂出现的秸秆，却忽视了过去存在着的粮仓满盈，而他们的人生收获也早已安全地保存和储藏在那里。没有任何事或任何人能够夺走或取消那些已经完成的经历、事件和作品，也没有人可以使之无效或将其逆转——正如古斯塔人从根本上就是不断追求意义、寻找意义的生物。更文雅地说，人是以意义为导向的生物。当他在追求的过程中寻得意义，他便会感到幸福。

夫·马勒（Gustav Mahler）的一部交响乐曲的歌词所说："你所争取的、所爱的、所遭受的这一切都不会是徒劳的。"这意味着，尽管生命是短暂的，但它仍然具有并葆有意义。

若您现在追根问底是否真的如此，您可能会自问：好吧，尽管生命短暂，可依然充满意义，那为什么要有意义呢？我们的生命真的需要意义吗？简言之，您要追问的是意义之意义。

若您如此问，便像极了一个老笑话中的情境。一个性格十分易怒又暴躁的人正坐着看足球比赛。突然比赛发生了什么，他跳起来大喊道："为什么我们要有裁判，为什么他不介入？"坐在他身后的教授拍拍他的肩膀劝导着说："为什么！"几分钟后，这位脾气火暴的看客因为场下发生了小打斗而再一次跳起身来，大喊道："为什么我们要有警察？"坐在他身后的那位教授再一次拍拍他的肩膀说道："为什么！"又过了几分钟，有人因受伤而被抬离球场，他再一次尖叫："我们为什么要有急救人员？""为什么！"

接着他转过身说道："为什么你总跟我说'为什么'？"

这就是为什么之为什么，关于意义之意义的问题，也就是我们要讨论的元意义的问题。现在我可以简单地回答您：一个

> 找到意义的人不仅会感到幸福，同时也会获得卓越的痛苦承受力——用心理学专业术语来说，他变得具有挫折容忍性。

我们称之为对基本的人类学根本事实的现象学的反思——这一点我稍后向您说明——向我们揭示了以下事实：人从根本上就是不断追求意义、寻找意义的生物。更文雅地说，人是以意义为导向的生物。当他在追求意义的过程中寻得意义，他便会感到幸福。顺便提一句：只有如此才会幸福。当人单纯去追求幸福时，他是无法获得幸福的，因为他没有理由感到幸福。可是矛盾、讽刺的是，找到意义的人不仅会感到幸福，同时也会获得卓越的痛苦承受力——用心理学专业术语来说，他变得具有挫折容忍性。他可以为了某个意义而忍受匮乏，为了某个人或为了上帝而牺牲自己，又或者为了某件事而做出舍弃。因此，当人看到意义时，他不仅会感到幸福，相应地，也会得到同等程度的痛苦忍受力。

历史上最伟大的外科医生——库欣，在晚年时曾对他的前助手说道："The only way to endure life is always to have a task to complete."意思是：忍受生活的唯一方法是始终有个任务要完成。

因此，如果人在寻找生命意义的过程中找到了答案，即便面对死亡，也会变得快乐且具备痛苦忍受力。这其实不仅仅局限于承受痛苦，反之，如果他看不到任何意义，如果他目前没有一个自己喜爱的、自愿选择的人生任务，他将不仅无法承受痛苦，甚至无法生存。——这不是某个"心理学家"告诉我们的，而是一个物理学家说的，是来自阿尔伯特·爱因斯坦的一句引言："找不到生活意义的人不仅是不幸的，更是无力生存的。"

而我想说，这个事实、这个真理是我们神经科医生每一天、每个小时、每个诊疗时段都在面对和处理的！

请您思考一下当前的社会问题，例如失业。回想一下，半个世纪前，我曾在《社会医学纵览》（*Sozialärztliche Rundschau*）杂志上描述并命名了所谓的"失业性神经官能症"，并在当时列举了一些有趣的事实。相信我，全世界都在出版从心理学角度探讨失业现象的书籍，而在半个世纪后的今天，情况依然如此。实际上，当时我们已经发现，那些身陷自杀风险的抑郁症失业者受到失业本身的影响并不严重，他们的抑郁症本质上来源于一种双重身份认同。他们将失业等同于无用，而无用又意味着无意义地生活。正因如此，他们会感到沮丧，也只有当他们为此种双重身份认同观念所困时才会存在自杀风险。当时，我费尽周折，设法让这些年轻人加入一些青年组织，让他们作为当时人们口中的"组织者"在公共图书馆、成人业余大学等处为人们提供服务。就这样，他们完全出于自愿，只是因为觉得有意义就不计报酬地承担起了这些工作。

他们的温饱问题虽然还未解决，抑郁症却不翼而飞了。若不是我亲眼所见，我也不会相信。现在请您设想一下：我们生活在所谓的自由社会，人们却不知道如何度过自己的闲暇时光。正是在这些空闲时间里，人们内心的空虚、全球普遍的无意义感才真正爆发出来，表现为星期日神经官能症，也就是"周末抑郁"。但人们竟想通过缩短工作时间来解决失业问题！事实上，我们早已被退休危机搞得焦头烂额。当人们日复一日、根本不知如何面对突如其来的空闲时间时，人们便会面临这类存在性的意义危机，而诸如提早退休等，都是问题。人们不能仅通过社会政策来解决这些问题，也不能指望借助社会政策的安全网去拦截问题。因为这张社会政策的大网过于松散，无法捕捉到随之伴生的心理问题。当我们试图去解决某一社会政策问题时，我们一定要考虑到可能随之产生的这些问题。

讲到退休危机，我们也将展开关于老年精神病学的探讨，其中涉及老年人的精神问题及预防措施。

如前文所述，在过去的半个世纪里，这些问题本质上保持不变，只是术语发生了变化。例如，人们不再像以前那样称养老机构为"疗养院"，而是使用"养老院"等类似的现代表述。在"疗养院"这一名称还盛行时，我曾问过一位住在这种机构里的老太太："您过得怎么样，您一天都做些什么？"她回答说："我的天哪，医生，夜里我睡觉，而白天——我就在这儿慢慢地等死。"这成了她生活的全部……

由此可以看出，在老年精神医学中，这些都是非常核心的问题。因为一个人的预期寿命主要取决于，他是否在价值导向下依旧有存在人生意义的可能性和需要其完成的任务，即便在退休后亦是如此。

反之亦然：我永远不会忘记之前曾看到过，歌德在七年的努力之后，于1832年1月终于完成了他的悲剧作品《浮士德》第二部。可仅仅在他将完成的手稿捆绑好并封印的两个月后，这位大诗人便与世长辞了。可以肯定地说，在这七年的时间里，至少有一部分时间里的他，是"超出了自身的生物学限制"而活着的。正是完成这部终身杰作的愿景一直陪伴着他，支撑他走完了人生最后一程。

这不仅让人保持活跃，也让人乐于接受。我从未见过任何一位像贝尔泽（Berze）教授那样的老先生，当时的他给我留下了十分深刻的印象。他曾常年担任维也纳附近一所大型精神病院——施泰因霍夫的院长。我最后一次见到贝尔泽教授时，他已经 90 多岁了。我永远不会忘记，当时他的办公桌上堆满了专业书籍，而这样的情景我在年轻许多的同事们那里从未见过。他在自己的领域中坚持不懈地工作和学习。在这个靠近瑞士边境的地方，请允许我如此大言不惭：我相信，就算不是整个奥地利，起码在维也纳，他和我应是唯一两个从头到尾、逐字逐句阅读了路德维希·宾斯万格的杰作《人类存在的认知与形态》的人。这本书有 800 多页，在苏黎世被戏称为"电话簿"。当时的贝尔泽教授已经 90 多岁，而我大约 40 岁，也就是说，在专业领域的深耕方面，他足足领先我半个世纪。

请不要介意我偶尔插入这样的个人轶事，毕竟我不能一直谈论"前反思本体论自我理解的现象学分析"。我很愿意这样做，但我更喜欢在写作中对此展开论述，而在交谈中则谈论其他事物。（……）

请不要误会：我不会像看上去或听上去那般过于粗浅。我并不否认，即使像贝尔泽教授这样的人，也可能在脑力表现上存在缺陷。可关键并不在于这些缺陷，关键是他能够弥补自身的不足，仅利用剩余的能力就能实现远超当时维也纳普通年轻精神病学家和神经学家的成就。

　　我也很难忘记多年前的一次经历：那时我在向导格鲁伯·纳兹的带领下在拉克斯山脉攀岩。他是一位非常著名的山地向导，曾经在喜马拉雅山脉和其他高山上带队。当他坐在安全区收整绳索时，他同情地看着我说："教授，请不要生我的气，但我说句实在话，您根本没有力气。但同时您也知道，您那种精细的攀爬技巧完全弥补了力量的不足。我必须说，人们可以从您这里学习到如何攀岩。"听罢这位喜马拉雅探险队领队的话，我简直骄傲得要爆炸了！他是真心这么认为的。实际上，也确实存在补偿机制，即"应对机制"。这一机制不仅可以补偿纯粹的、粗劲的力量上的不足，甚至可以实现过度补偿。几年后，我又与一位拉丁向导在塞拉山第二峰进行攀爬。事后我问他："请您诚实地告诉我——我应该停止吗？"他答道："千万不要停止，千万不要停止！"

这引出了一个关于停止的问题。人应该停止吗？有些人苦恼的是他们甚至还没有开始过，还没有真正活出自己的人生。这种情况曾一度流行，人们称之为"中年危机"。事情是这样的：多年前，一位美国高级外交官来到我的诊所，说他想在我这里继续他的心理分析。此前，他已经在曼哈顿的一位精神分析师那里进行了五年的精神分析，而后那位分析师告诉他，他的精神分析还远未结束；如果他来维也纳，那么他必须继续进行精神分析。于是他便来到我这里。当时我问他，为什么想要接受精神分析。

他跟我说，他对美国外交政策不满，而美国的那位精神分析师在过去五年里一直试图说服他放弃这种看法："看，问题并不是外交政策。您所憎恨的，并不是政府，不是总统，也不是国务卿，而是您的父亲。相信我，您的内心与父亲这一意象发生了冲突。您必须先与您的父亲和解，然后您才会对美国外交政策产生好感……"当然，这位外交官说得有些夸张，但他确实也想讽刺下美国那位心理分析师，事情大约就是这样一直持续了五年。他们已经看不到现实，更别说什么政治事实了。他们只看到了形象与象征符号，而且已经被象征符号所障目而无法感知现实的森林了。他们困于自我构建的茧中，不再逃脱自己的牢笼，回到现实之中，当然这也包括政治现实。五年来，他们一直在讨论这个那个的象征意义和符号价值，分析梦境、回忆童年等等。

我问这位男士："好吧，既然您早就不再喜欢政治了，那您想做些什么呢？"他说，他想转行到某个特定的工业领域。他对这方面感兴趣，并且相信自己有这方面的天赋，可以凭此立足。第二次谈话之后——我故意不说是会诊，更没有说是"躺在沙发上的诊疗"[①]——他就在我这里痊愈了，并且真的换了行。半年后，我收到了他从一个遥远国家寄来的信，信中他说自己是世界上最幸福的人……

他追求意义的意志受到了挫折，这便是整个故事的核心。人们总是不断探求并坚信：一定有某些东西隐藏在事件背后，与童年时期的自我、本我和超我之间的冲突有关。这位男士感到自己的生活缺乏意义，而他对此也非常清楚：此刻便是分界

---

① "躺在沙发上的诊疗"：沙发是每一个心理咨询室的标配。这源自弗洛伊德的椅子（Frued's couch）。弗洛伊德擅长精神分析理论，他在工作过程当中，会让来访者躺在舒适的沙发上进行自由联想，之后根据来访者对童年的回忆进行分析和治疗。——译者注

线、分水岭。如果他想要实现自我，就必须现在作出决定，究竟是这样还是那样。他的中年危机，实际上就如同大多数人的中年危机一样——实质是一场意义危机。

这里还有一个对照的案例。有一位美国钢铁工业家，他曾参与了第一颗原子弹的开发，可他的工作并没有给他带来很大的满足感，后来他成为一位基督教牧师。作为牧师的他依旧没有完全满足，于是他来到维也纳，在我这里学习了两年。之后他重新回到美国，成为一位意义疗法的治疗师，并且专注于一个全新的特定领域：为那些因各种原因被迫离开原来的公司、不得不在其他地方就职的工业家、经理人和高级领导者提供咨询，帮助他们在职业领域实现人生意义。

哈佛大学的学者罗尔夫·冯·艾卡茨伯格曾经撰写了一篇关于同期的 100 名哈佛大学毕业生的博士论文。这些学生在毕业后的 20 年里成了著名的律师、外科医生、精神病医生和精神分析师，职位优越。其中大多数人的私人生活和婚姻也很圆满。总之，他们都在事业上有所成就。可他们之中仍有相当多的人无法摆脱人生的无意义感，并深受其扰。

这一点之所以重要，是因为这些人经常感到绝望。现在我要说的也正是我的一个论点（当然，此刻我在这里无法证明），即每一种绝望的实质和根本原因是：偶像化——对某个特定价值的过度崇拜。

例如很典型地，什么时候女性会感到绝望呢？对于一部分女性来说，当她们找不到丈夫或无法生育孩子（无论是否已婚）时她们便会感到绝望。（后者越来越流行，而且据说已经在退流行。）可无论如何，将婚姻和生育后代这一价值观绝对化并奉为圭臬的女性会认为只有在结婚或生养孩子的前提下，人生才是有意义的。

人们将这些价值（如婚姻和生育）绝对化的同时也为绝望编好了程序，而一切的关键就在于逆转这种偶像化的进程，让人们对人生意义的无限可能性保持开放姿态。这些意义可能瞬息万变，对于每个人来说都有可能不同。正如这个词语所说的那样，*此时此地*（拉丁语"hic et nunc"），即生命在此处、此时为我提供了意义——无论我积极地塑造人生，还是我以被动和接受的方式体验美、感知真理，例如通过研究、科学，或是通过接纳一个人的本质，如他的人性、独特性和唯一性，并让这些来影响我——也就是去爱，生命都有意义。

我的人生意义在每一个瞬间都有可能不同。我必须保持开放、保持开明，我得时刻睁大双眼。因为我需要有一个广阔的视野，以便于察觉正在发生的事情，以便于发现生活于何时、何地为我提供了一个被隐藏的意义的可能。

这些都是意义的可能性，且非唯一的可能性。它们在任何时刻都可能发生改变，也就是说我的人生意义在每一个瞬间都有可能不同。我必须保持开放、保持开明，我得时刻睁大双眼。因为我需要有一个广阔的视野，以便于察觉正在发生的事情，以便于发现生活于何时、何地为我提供了一个被隐藏的意义的可能。

保持开放是十分必要的。我们不应偶像化某些目标，譬如：我必须成为一名伟大的科学家，否则我的生命就毫无意义；我必须成为这样或那样的人，否则我的生命就没有意义；我必须不惜一切代价拥有健康的孩子，可若我不幸得到一个发育迟缓的孩子，那我的生命就没有意义，因为这个孩子的生命没有意义。这种想法是错误的。人得保持灵活，保持弹性。我们必须对生命中的一切保持感激，无论形式如何。正如我已故的朋友保罗·波拉克曾经巧妙地说道：你不能跟生命谈条件。

在这里，我们探讨的是生命及其意义，而我将以一名医生、一名神经病学家及神经科医生的身份来参与讨论。当然，我无法告诉您生活的意义是什么。毕竟，我也不可能问一个国际象棋大师："请告诉我，世界上最绝妙的棋步是什么？"同样，他会笑着对我说："这根本不存在。"一切都取决于非常特定和非常具体的情况，取决于特定玩家和他的对手参与某场特定比赛的方式。

因此，这是不存在的。当然，生命是有终极意义的，但它适用于一定法则。关于这一法则我想如下表述：我们想要讨论的生命意义越广泛，便越难以捉摸。至少从我们有限的理解力来看，这种生命意义就越会超出我们自身的智力和理性认知。

但是，这种最终意义、终极意义，抑或我所谓的超意义并不涉及超自然，只是因为它超出了我们有限的理解力的范畴。那么，这种超级意义与我兴致盎然地尝试着从特定情境中感受到的具体意义又有何关系呢？其实很简单。请您想象一部电影，一部电影院里放映的电影。这部电影由数十万甚至数百万帧单独的画面组成。每一帧这样的画面、每一个场景都有其特定的意义，而这些意义是您可以理解的。

然而，最终意义在电影结束之前您都无法完全把握。这意味着，我们所说的终极意义，这一全局性和宏大的意义，或许只有当我们临终前躺在床上时才会豁然开朗、彻底顿悟。尽管如此，如果我们没有尽力去实现生命中每一个场景、每一个情

> 如果我们没有尽力去实现生命中每一个场景、每一个情境的意义——无论是基于我们的认知、无知，还是基于我们的良知——那么这个最终意义永远不可能实现，我们也永远无法真正实现它。

境的意义——无论是基于我们的认知、无知，还是基于我们的良知——那么这个最终意义永远不可能实现，我们也永远无法真正实现它。

以上就是广泛而又难以把握的终极意义与具体的、个人的"意义形态"之间的关系。对意义的理解终究是超越了考夫卡（Kaffka）、科勒（Köhler）及韦特海默（Wertheimer）的**格式塔心理学**的形态感知，它与所谓的格式塔疗法几乎没有任何关系。这不仅仅是我个人的看法，也正是格式塔心理学创始人迈克尔·韦特海默的观点。

其实，您也不必把某个具体情境中吸引我们、呼唤我们的意义想象得有多么伟大。我仍然在谈论人存在的短暂性，也就是说在探讨一种既有的命令，即人要抓住这些转瞬即逝、极为短暂的意义实现的可能性去实现人生意义。所以，尽管绕了许多弯路，我说的仍然是同一个主题……正如我所说，这种意义并不一定有多伟大。以下我将引用乔治·莫泽主教关于生命意义的小册子中的一个具体例子来说明。他在书中提到了几年前曾被授予德国联邦功勋勋章的一位清洁工人。这位清洁工人会在垃圾桶和大件垃圾中寻找被丢弃的玩具，利用晚上的时间修复这些玩具，而后再将其送给需要的孩童。他在手工制作方面有所长，于是为自己的职业又探寻到了第二重意义：他的所作所为堪称典范，既简单朴素，又卓有成效，还对社会起到了一定作用，而最主要的是充满意义。

正如我之前提到的，我们不仅可以通过行动从生命中获取意义，还可以通过体验事物以及通过爱来实现意义，而体验某事或某人，感受某个人身上的独一无二和唯一性，便是在爱他。

在日常生活中，这又是如何体现的呢？关于这一点，我特别想谈谈老年人。我手头有一封一位女士写给我的信。她在信中说："再过 14 天，我就 87 岁了。但对我而言，每一天都是一份礼物，而对于礼物我们应当心存感激。您看啊医生，我可以仰望天空，也可以俯瞰秀丽的公园，我可以与树木交谈，还可以在下午招待朋友。对一切说'是'，对所有事情都说'是'——这就是关键，可为什么大多数人就是难以理解呢？医生，我虽然聋哑，但是我的内心会说话。我几乎不能走路了，可我仍然能够思考。对此，我的感激可以说是无穷尽的。"

这封信的内容十分朴素，非常谦逊。如今，写信的那位女士已经去世了。她甚至不知道我如今会引用她的话。人生本没有什么伟大的要求，生命本身亦是如此。就像那位清洁工人一样，他的功绩只是通过联邦功勋勋章和莫泽主教书中的十行文字就会永世流传。

关于第二封信，我想摘取其中的两三句话来读。一位男士在佛罗里达州某监狱中设立了一个自助治疗小组。最近他告诉我，在这个小组中有 20 名成员，他们帮助彼此克服了犯罪倾向。他们中只有一个人重新犯罪，而他现在也已经被释放了。他在最近给我写的信中说道："我因被诊断出肺癌而在医院的肿瘤科住了十一周，但幸运的是在海边的一家餐厅里找到了洗碗工的工作。"然后他写道："我享受着日出和日落。生活是多么美好啊！"这是一位被处以死刑的人写下的话。他不是被佛罗里达州监狱判处了死刑，而是被自己体内的癌细胞、他的肺癌判处了死刑。他在生命尽头写下的话是：生活是多么美好啊！

您现在明白我的意思了吗？我们不仅可以通过采取行动或是完成作品来获得意义，也可以通过体验与爱来从生活中挖掘意义，意识到生命中意义的可能性。我是这样想的，而这位男士也是这般写的。这些话有血有肉，具体而生动。这就是生命，不是什么空洞的说辞，也不是任何抽象的事物。所谓生命，就即便是在这种不可避免的悲剧命运中，人们仍然可以找到意义。人们通过将自身悲剧转化为胜利，将人类层面的苦难转变为成就来证明自己的能力。这绝对是可能的，直至生命的最后一息都是可能的。

是人们实实在在走过的生活。并且他是在何等绝望的情况下写下了这些文字啊！他尽管已然成为绝望情境下无助的受害者，却仍找到了意义！

是的，即便是在这种不可避免的悲剧命运中，人们仍然可以找到意义。人们通过将自身悲剧转化为胜利，将人类层面的苦难转变为成就来证明自己的能力。这绝对是可能的，直至生命的最后一息都是可能的。这也是意义教学的内容，一种针对现下人们面临的深刻的无意义感的治疗意义空虚的教学方法。

可意义教学不应由我们来教授，意义治疗也不应由我们来做，包括我个人也不行。真正进行意义教学的应当是我们的老师，是我们可以从他们身上学习到知识的人。那您知道谁是我们的老师吗？其实是我们的患者，是那些经历过也遭受过苦难的人们。我曾有幸担任一家医院的精神科负责人。在长达 25 年的任期内，我曾见过一些小伙子，他们可能上周还在滑雪，或是骑着摩托车，驾着他们的"炽热铁马"呼啸而过，转眼间便因为一场事故而高位截瘫。我也知道一些小姑娘，一周前还在迪斯科舞厅跳舞，而后却因患上脊髓炎或脊髓肿瘤，逐渐瘫痪，终身卧床。关于他们是如何应对以及战胜命运的，恐怕我要讲上几个小时，而正是从他们身上，我们学到了那些如今我们试图传达和传递下去的精髓。

现在您会说，这就是英雄主义，可又有谁能要求英雄主义呢？除了要求自己，没有任何人可以要求其他人彰显英雄主义。但是我们可以做的是指出那些例子、那些典范，是他们向我们展示了自己是如何承受苦难的。以下我将向您举例说明。几年前，有人给我寄来一篇带插图的报纸文章。寄信的年轻人名叫杰里·朗。他读过我的那本《活出生命的意义》，而他想要告诉我的正是以下内容。

17 岁时，他曾在一场潜水事故中颈椎骨折。自那之后，他就一直卧床在家。他的全身上下只有头部可以活动，头部以下的身体全部瘫痪，可以说是全身瘫痪了。然而，他却可以通过牙齿咬住一根木棒来操作打字机进行书写，还可以通过左肩的轻微抽动激活一个远程通讯系统，而这个系统就连接着近在几英里外而他却无法亲自前往的得克萨斯大学。他积极参加研讨课，作课程报告，提交考试论文，研读心理学。正如他在用牙齿咬住的木棒写给我的信中所说，他的亲身经历足以证实我在《活出生命的意义》中关于身处苦难仍可寻得意义的论述，他还希望帮助他人，因此他选择了学习心理学。他相信，他所经历的所有苦难最终将使他成为一名更优秀的咨询师、一位更好的心理顾问。

另一封信中写道："我的生活充满了意义……"这句话出自一位拥有俊朗面孔的少年之笔，那时的他才24岁。从那以后，他的身体就只剩下一个依附于头部的骨架。这个人只有30公斤左右，真的令人难以置信！在我的整个职业生涯中，在我长达几十年的就诊经历中，我从未见过这样的情况，可他的精神却是如此熠熠生辉！

一年前，我在现实中结识了杰里·朗。当时他在雷根斯堡大学参加第三届世界意义疗法大会，并做了关于自己人生经历的报告，其主题为"精神的反抗力量"。这其实是我提出的概念，但我却很少提及，因为这个概念听上去过于悲怆，而事实也的确如此。杰里·朗展示着、亲历着精神的反抗力量。

他在给我的最后一封信中说道，他已经开始从事心理咨询工作，在得克萨斯州的不同医院为重症患者或临终的人提供心理咨询。信的最后他说自己为取得的这份显著的成功而自豪，可又谦卑地写道："但成就从来不是人们就此停歇的终点站，而应是人们继续规划、不断建设的新起点。"

这便是杰里·朗的故事。

女士们、先生们，您现在可能会说："弗兰克尔先生，您认为苦难有意义，而人若没有经历苦难，便无法在生活中实现意义。"这是误解，因为我从未这样说过。人若真如此，恐怕就成了受虐狂。只有在苦难不可避免时，英雄主义才会显现。只要能消除带来苦难的诱因，就一定要去消除。就像对于那些尚可进行手术治疗的癌症，人们必须进行手术治疗。对于那些尚可治疗的心理疾病、精神病或神经症，则必须通过精确的药物治疗，或在可能和必要时进行心理治疗。如果苦难是政治因素带来的政治困境，那我们也要在允许的范围内采取必要的政治活动以图改善。不管怎样，只要情况尚可，或即将有所改观，我们都必须清除滋生苦难的各种诱因。

我所主张的，并非苦难是找寻意义和实现意义的必要条件。我所强调的，是在面对苦难的情况下，实现人生意义仍然是可能的。即便当人的积极干预依然无法消除苦难时，这一论述同样适用。换句话说，面对苦难时，人优先考虑的应是改变现状，进行积极干预；若行不通，那么优越性，即人价值层级中的道德上的优越感，便转向人类在苦难中仍能看到并实现生命意义的可能性。生命在**极端苦难**中，在*绝望*的状况下，直到生命的最后一刻，都潜在地充满意义。

举例说明之前，我想强调一点，我所说的这些并不是编造出来的，也不是偶尔出现在个别案例中的现象。诸如，临死前或是长期处于苦难中的人，其意义发现与感知能力要高于普通人等论断，均是经过严格的实证测试后得出的。也就是说，人的感知力与注意力是会增强的，例如，等一下，这里可能发生一些事情。我可能以某种方式，哪怕仅仅通过我的态度，证明我的能力乃至人类的潜能。而对于这些可能性的敏感度在人年老时或遭受重大苦难特别是在意识到死亡临近时，还会进一步增强。

关于这一点，我想通过一封几十年前收到的信来说明。这封信来自一位因身患肺结核而即将离世的女会计师。她在信中说道："在我的一生中，哪个阶段更为丰盈？是作为会计师忙于职责以至于无法关注自我时，还是在生命的最后几年间，在精神上与成千上万的问题搏斗时，甚或是与对死亡的恐惧斗争时？这种恐惧曾以难以想象的程度折磨、逼迫和追逐着我，可也正是这场斗争，在我看来似乎比任何精准的财务报表都更有价值。"

这是真实的价值层级。

也许我可以为您朗读一段我与患者的对话录音。她当时大约 81 岁，癌症转移至全身，并且知道自己将不久于人世。以下这段对话就发生在维也纳诊所的讲堂中。

弗兰克尔：如今当您再次回首往昔时，您怎么看待自己这漫长的一生呢？您觉得它是美好的吗？

患者：哦，弗兰克尔教授，我必须说，这是美好的人生。人生真的很美好，我必须感谢上帝赐予我的一切：我去过剧院，也听过音乐会。您知道的，我在布拉格的一个家里当了几十年的女仆，雇主有时会带我去听音乐会。而现在，对于所有这些美好的事情，我都感到非常感激！

录音带接下来继续播放。

弗兰克尔：您刚刚提到美好的事情，可如今这些也要结束了，对吗？

患者（若有所思）：是的，没错，马上都要结束了。

弗兰克尔：那您现在觉得，您所经历的美好的事情从这个世界上消失了吗，它们被消灭了吗？

患者（陷入更深的思考中）：这些我所经历的美好……

弗兰克尔：请您告诉我，是否有人可以将您所体验到的幸福一笔勾销？有没有人可以把它们抹去呢？

患者：您说得对，弗兰克尔先生。没有人可以将它们抹去。

弗兰克尔：那有没有人可以将您一生中所遇到的善意清除殆尽呢？

患者（变得更专注）：不，没人可以！

弗兰克尔：也没人能将您已经达到或得到的一切磨灭。

患者：您说得对，没人可以让这一切从世上消失。

弗兰克尔：或者，有人可以清除您曾勇敢承受过的事情吗？是否有人可以将您救赎、收获乃至保存至过去的一切连根拔起呢？

患者（此时声泪俱下）：不，没人可以，没人。……是啊，我曾承受过太多。我也曾试着去承受生命给我的重创。您能理解吗，教授先生？我认为苦难就是惩罚。我是相信上帝的。

弗兰克尔：难道苦难就不会是一场考验吗？有没有可能是上帝想要看看，您是如何承受苦难的？而到了最后他也将不得不承认：是的，您很勇敢地承受了这份苦难。那您现在告诉我，您觉得有没有人可以抹去这些功绩？

患者：不，没人可以。

弗兰克尔：这些还在，对吗？

患者：当然，它们还在。

弗兰克尔：您看，您不仅在您的一生中取得了各式各样的成就，还从生命和苦难中汲取了最好的部分。从这个意义上说，您为我们这个部门的其他患者树立了一个榜样。我得祝贺您的病友们，因为他们可以视您为榜样。

生命的尾声往往是患者个人以及家庭成员之间关系成长的非凡时期。您甚至可以通过行将就木或业已离世的深爱之人所带来的苦痛或煎熬来实现自身内在的成长。

就在那一刻，发生了一件在我任何一堂课上都未曾出现的事情。将近 200 名学生完全自发地鼓起掌来。"看，这掌声是送给您的，是为您的人生鼓掌，因为您的一生堪称一项伟大的成就。您可以为这一生感到骄傲。可又有多少人能真正为自己的人生感到骄傲呢？我只能说，您的人生是一座纪念碑，是一座无人能够从这个世界上拆除的纪念碑。"

这位老妇人缓缓离开了教室。一周后，她去世了。跟约伯一样，她寿终正寝。在她生命的最后一周里，她已不再感到沮丧。相反，她深感骄傲。显然，那次对话使她明白，即使到生命的最后一刻，她的人生仍有意义。在此前，这位老妇人曾感到压抑，因为她担心自己只是过了无用的一生。

病房医生在病历中记录了她临终前的几句话："教授当着整个阶梯教室里所有学生的面说，我的人生是一座纪念碑。那么，我的人生便不是白走一遭了。"

这些事情均非杜撰。这些都是足以让我们对其人、其生命感到敬畏的事情。

现在还有最后一个问题，比如，当一个人去世，那其他曾短暂参与过这段人生或与之共同存在过的人又会怎样呢？一位美国出名的泌尿科医生曾在蒙特利尔主持过一个关于生命末期心理学也就是临终阶段心理学的国际会议。他说，生命的尾声往往是患者个人以及家庭成员之间关系成长的非凡时期。这是对的。您甚至可以通过行将就木或业已离世的深爱之人所带来的苦痛或煎熬来实现自身内在的成长。

以下的故事出自我的一本书，兴许可以证明这一点。总有人来找我，告诉我这个故事曾在他们遇到类似情况时给予了他们莫大的帮助。这是关于一位老医生的故事。这位从事临床工作的老医生深爱着自己的妻子，他在妻子逝世后因无法走出悲痛而找到我。他说："我知道，您也帮不了我。可能您会给我开一些药，比如镇静剂，可这些我自己都能搞定。我只是想和您聊聊。"

我应该对他说什么呢？我只是简单地问他："告诉我，如果不是您的妻子先离世，而是您先去世了，会发生什么？"他回答说："那对我的妻子来说会非常可怕，她会遭受极大的痛苦！"然后我顺着他的回答继续说道："看，亲爱的同行，您的妻子免受了这些痛苦。但您必须承认，恰好是因为您承担了这份痛苦，从而让她免去了这些苦难。"

就在那一刻，一种哥白尼式的转变发生了。这位男士突然在他的痛苦和悲伤中看到了牺牲的意义，这也是他认为有责任为妻子承担的。他宁愿自己活下来，承受失去她的痛苦，宁愿缅怀她，也不愿她去经历这样的苦难。

您看，这是一个典型的例子，您也可以说这是一场纯粹即兴的、苏格拉底式的对话。

但其他人也能做到这一点。我面前有一份来自伊丽莎白·卢卡斯博士的报告。她是一位意义治疗师，也是慕尼黑某大型咨询中心的主理人。她在一次演讲中提到过，而后又在一本书 [2] 中写道：

> 一对瑞士夫妇特地来慕尼黑找我。此前他们已经见过六位瑞士的精神病科医生，但都没有成功。一年前，这对夫妇因一场车祸失去了他们唯一的儿子，他是农场的继承人。自那之后，这位男士的生活便如一潭死水。他放任农场荒芜，不再与人交谈。只是偶尔会说起，觉得一切都没有意义，而他最想做的就是朝自己的头开一枪。

卢卡斯博士描述，当时这位男士就坐在她桌前，面无表情，对一切都漠不关心。她明白，除了一件事之外，没有什么能够触动他。因此，她问他："如果您还能为您的儿子做一件事，您愿意吗？"这位男士抬头看了看，点了点头："我愿意为他做任何事。""有一件事，"卢卡斯博士接着说，"除了您之外，没有人能为他做到。"

"您看，到目前为止，您儿子的去世只带来了不幸。他的去世让您因为痛苦而生病，农场荒废，您的妻子也深感绝望。您儿子生前想要实现的所有美好的愿望都因他的离世戛然而止。除非，他的死亡能够衍生出一些好的结果，一些能够使他的生命和死亡具有追溯意义的事情。然而，现在他需要别人来继续这份美好——就比如通过他的父亲。"

卢卡斯博士描述，这位男士的眼睛变得湿润了。"儿子的死亡能衍生出什么好的结果呢？"他低声说着。可他必须自己找到答案，而卢卡斯博士能做的只是为他指引方向。她说："假设您能让农场再次繁盛，为游客和有需要的人敞开家门。每当有人惊讶地问您为何如此慈悲时，您便可以回答，'我所做的一切都是为了纪念我的儿子。他年纪轻轻就离开了我们，但我希望多一些人心怀愉悦和感激地想起他'。"

卢卡斯博士的话音刚落，这位男士便低下头，将头深埋于双手中，痛哭了半个小时。自从一年前他儿子离世以来，他第一次如此痛哭流涕。然后他站起身，帮妻子穿好大衣，对她说："我们回家吧。我们已经错过了很多。"

后来这位男士的生活重回正轨。这就是一次存在主义治疗咨询的故事，一次不凡的会面，一次卢卡斯博士与这位男士之间的精彩对话。

现在让我们重新回到短暂性上来：现在您可能会说，我们生活在一个追求**实用价值**而非生命意义（生命价值）的社会里。我此前极力向您展示的是，直到生命的最后一刻，其意义的可能性都是无条件存在的。现在我想说的是，人的价值同样是无条件存在的。这两者好似两条平行线。其无条件性便在于，人的价值不依附于人们拥有或不再拥有的实用价值，而是存在于人的尊严中。这种无条件的价值属于每一个人类个体，每一个人类存在。这种尊严并不在于当前社会意义或功能意义上的实用性，而是基于人们在过去创造出来的、带入这个世界的、实现了的价值。这种尊严将伴随人走到生命的最后一刻。它是不可破坏的，也是无法从这个世界上抹去的。当然，在一个以功绩和成就为导向、崇尚实用价值的社会中，理解这一点的确相当困难。

这样的社会倾向于对那些失去功能性或不再具有实用价值的老年人表现出蔑视的态度——这自然会带来巨大的心理健康风险！设想一下，如果这些人很幸运，可以亲历自己变老的那一日，那么他们将被自卑感压得喘不过气。因为他们会对自己说："我如此一文不值，那我的生命还有什么意义？"这样的人极有可能自杀，因为他们失去了自尊。

但实际上，这些人之所以不主张采取极端的安乐死措施，比如希特勒式的严苛措施，只是因为他们的不一致性、他们个人的不一致性。因为若按照这种逻辑，所有的老年痴呆症患者、智力障碍者、认知功能障碍者甚至可能所有的不育者都应该从这个世界上消失。对于这种价值层级来说，上述人群的生命便属于"无价值生命"。女士们、先生们，我对"安乐死"有自己的看法！我曾经长时间亲身涉险，与当时还是纳粹党的候选人奥托·波茨尔教授合作，一起破坏希特勒的"安乐死"计划。我们成功破坏了数百起"安乐死"。那些不承认尊严为绝对的无条件的人类价值、只一味看重社会所崇尚的实用价值的人是很危险的。不仅因为未来他们自己变老时会身处险境，也因为现老年人也会说："我虽没有无限可能，但我却拥有现实。它们不存在于悬而未决的未来，而是在我生活过的过去时光里，而这些是没有任何人可以夺走的。"

在的他们就极有可能是赞成安乐死的。

老年人才不需要什么同情。实际上，年轻人才应该嫉妒老年人！为什么？一个很简单的道理：年轻人可能会说，他们的未来拥有无限可能——是的，谢谢您。可老年人也会说："我虽没有无限可能，但我却拥有现实。它们不存在于悬而未决的未来，只存在于我生活过的时光里，而这些是没有任何人可以夺走的。"

由此我们重新回到了起点：一位这样思考的老人，知道最重要的是什么。他知道生命的意义可能性是无条件的，人的价值可能性同样是无条件的。此时的人们就像站在一本日历前：有些人每天撕下一张日历页，哀伤地看着日历越来越薄，一天又一天，而每一天，生命都在流逝。

而我心中希冀的另一种人，则代表着另一种类型。他也会每天撕下一张日历纸，但他会把纸翻过来，在背面做笔记，像写日记一样去记录他那天做了什么、经历了什么、创造了什么，或许还勇敢地忍受了什么，而后他自豪地把这些笔记放在一边，就像一位老人那样——如同我此刻正在做的那样，对其他人说上一句：感谢聆听。

关于作者：维克多·弗兰克尔

维克托·弗兰克尔曾是维也纳大学神经学和精神病学教授，担任维也纳神经科门诊主任 25 年。他创立的"意义疗法／存在分析"也被称为"维也纳心理治疗的第三学派"。弗兰克尔还在哈佛大学、斯坦福大学、达拉斯大学和匹兹堡大学担任过客座教授，并在加利福尼亚州圣迭戈的美国国际大学担任杰出的意义疗法教授。

弗兰克尔 1905 年出生于维也纳，于维也纳大学获得医学博士学位，后又获哲学博士学位。第二次世界大战期间，他曾在奥斯维辛、达豪等多个集中营辗转三年。在他走出集中营后的40多年的时间里，他走遍世界各地，做过无数次演讲，共获得来自欧洲、北美、南美、亚洲和非洲29所大学授予的荣誉博士学位。此外，他还获得诸多奖项，其中就包括美国精神病学会颁发的奥斯卡·普菲斯特奖以及奥地利科学院的荣誉会员资格。

弗兰克尔的39部著作已被翻译成50多种语言出版[①]。其中，《活出生命的意义》销量高达数百万册，成为"美国十大影响力图书"之一。1997年，维克托·弗兰克尔逝世于维也纳。

[①] 本篇记录的是早年数据，截至目前：弗兰克尔的46部著作已被翻译成60多种语言出版。其中，销量高达数百万册的《活出生命的意义》中文简体版已由华夏出版社出版。同时由弗兰克尔所著的《活出生命的意义·珍藏版》《活出生命的终极意义》《活出生命的意义（青少年版）》中文简体版均已由华夏出版社出版。
　　——编者注

维克多·弗兰克尔的其他作品

维克多·弗兰克尔的作品数量繁多，除去本书，我们特意选取了弗兰克尔目前已在中国出版上市的其他作品，希望读者可以对弗兰克尔在中国已出版的作品有更全貌和清晰的了解。

1.《活出生命的意义》，华夏出版社 2016 年出版。

2.《活出生命的意义·珍藏版》华夏出版社 2016 出版。

3.《活出生命的终极意义》，华夏出版社 2023 年出版。

4.《活出生命的意义（青少年版）》，华夏出版社 2022 年出版。

5.《弗兰克尔·自传》，中国青年出版社 2016 年出版。

6.《生命的探问》，人民邮电出版社 2021 年出版。

7.《我们活着的理由》，岳麓书社 2024 年出版。

8.《何为生命的意义：弗兰克尔德意义疗法》，天地出版社 2020 年出版。

维克多·弗兰克尔研究所

主理人：亚历山大·巴蒂安尼教授、博士。

维克托·弗兰克尔研究所于 1992 年在维也纳成立。最初它是维克托·弗兰克尔建立的，是由国际医学同行与好友组成的科学集会。该研究所（VFI）旨在维护维克托·弗兰克尔的作品，推广和传播作为精神病学、心理学和哲学研究方向及应用心理治疗方案的意义疗法和存在分析。此外，维克托·弗兰克尔研究所还负责监测、保证意义疗法及存在分析的心理治疗和顾问培训质量。同时，维也纳的维克托·弗兰克尔研究所也是弗兰克尔经典意义疗法和存在分析培训的官方认证机构。

此外，VFI 网站上还可查询到全球 150 家意义疗法及存在分析的官方认证机构和国家协会清单。

该研究所拥有维克多·弗兰克尔私人档案的专有权，研究所内珍藏全球最丰富的意义疗法和存在分析的文本及研究论文。

1999 年，弗兰克尔研究所与维也纳市联合成立维也纳维克多·弗兰克尔基金会。据其宗旨，该基金会自 2000 年至 2018 年间，每年为表彰以意义为导向的人文主义心理治疗领域的杰出成就和促进相关研究项目发展而颁发奖项与奖学金。此外，基金会还设立了年度荣誉奖，以此对该领域杰出人物的毕生成就进行认可与嘉奖。往届年度荣誉奖得主有海因茨·冯·福斯特（Heinz von Foerster）、保罗·瓦茨拉维克（Paul Watzlawick）、红衣主教弗兰茨·柯尼格（Franz König）、女爵士西塞莉·桑德斯（Cicely Saunders）、红衣主教奥斯卡·安德烈斯·罗德里格斯·马拉迪亚加（Óscar Andrés Rodríguez Maradiaga）、埃里克·理查德·坎德尔（Eric Richard Kandel）等。

该研究所负责全球首个国家认证的意义疗法博士学位课程，由隶属列支敦士登大学国际哲学学院的维克多·弗兰克尔哲学与心理学教席教授开设。此外，该所与 2012 年于莫斯科成立的大学精神分析研究所的意义疗法与存在分析部共同设立意义疗法的硕士项目和心理治疗培训。

　　在维也纳维克多·弗兰克尔研究所的官方网站上，您将了解到全球意义疗法研究所的相关活动。除意义疗法研究和实践的公告外，您还可以在该网站获取最全面的与意义疗法相关的一手与二手文献资料。

　　更多联系方式和信息请访问：www.viktorfrankl.org。

致谢

本社谨对维克多·弗兰克尔档案馆馆长弗兰茨·维塞利教授在维克多·弗兰克尔的文本编辑过程中的友好合作表示感谢。同时，也衷心感谢托比亚斯·埃施教授博士为本书前言撰写做出的突出贡献。

第一章　意义危机与时代精神

[1]　《关于集体性神经官能症》首次发表于《维也纳医学周刊》特刊，1955 年，第 105 卷，第 38/39 号（第 772~776 页）。经由档案馆友好授权。

[2]　维克多·弗兰克尔：《耐受的人》，维也纳，1950 年，第 45 页。

[3]　J. 赫希曼：《1952 年精神病学档案等》，1952 年，第 189 页。

[4]　H. 克兰茨：《神经学、心理学等进展》，1955 年，第 23 卷，第 58 页。

[5]　A. v. 欧雷力：《瑞士神经学档案》，1954 年，第 73 卷，1954 年。

[6]　J. 赫希曼：《1952 年精神病学档案等》，1952 年，第 189 页。

[7]　H. 舒尔特：《健康与福祉》，1952 年，第 78 页。

[8] E.门宁格·莱辛塔尔:《欧洲自杀问题》,维也纳,1947 年,第 37 页。

[9] H. R. 法默:《语与真理》,1954 年,第 9 卷,第 929 页。

[10] 参见列夫·托尔斯泰的《战争与和平》第八部分第一章:"皮埃尔现在不似以前那般对生活感到绝望、忧郁和厌恶了。但这种曾剧烈发作的疾病,如今只是被压抑到了他的内心深处,从未离开。'怎么了?为什么?世界上究竟发生了什么?'他在一天中多次不由自主地思考着生命的意义时(意义之意志!),不解地问道。可根据他已有的经验,这些问题是没有答案的(存在性挫折!),所以他急忙试图摆脱这些问题……这些悬而未解的人生问题所带来的压力实在太可怕了,因此他醉心于各种享乐活动,以期忘却这些问题。然而他似乎发现,所有人都在试图逃避生活中的难题。有人通过追求名利(求认可的欲望!),有人通过打牌,有人通过制定法律,有人通过纵欲(快乐原则!),有人通过小玩意儿,有人通过马术,有人通过打猎,有人通过酗酒,还有人则通过公职活动。"

[11] P. 波拉克：《精神治疗与科学》，个体心理学协会，维也纳，1947 年。

[12] J. 博达默：《时代之交》，1952 年，第 24 卷，第 21 页。

[13] P. 波拉克：《精神治疗与科学》，个体心理学协会，维也纳，1947 年。

[14] 《建设》，纽约，1953 年 12 月 25 日，第 19 页。

[15] E. A. 古特海尔：《积极精神分析》，载于《神经症学和心理治疗手册》。由 V. E. 弗兰克尔、V. E. v. 格布萨特尔和 J. H. 舒尔茨联合出版，慕尼黑，1959 年，第 159~170 页。

[16] G. R. 福赫：《精神病学季刊》，1954 年，第 28 卷，第 126 页。

[17] W. G. 伊丽萨博克：《瑞士神经学与精神病学档案》，1948 年，第 62 卷，第 113 页。

[18] H. 舒尔特：《健康与福祉》，1952 年，第 73 卷。

第二章 找到意义的方法

[1] 《人活着——维克多·弗兰克尔》，访谈，加拿大广播公司，1977 年。首次发表于：《国际意义疗法与存在分析杂志》，

第 6 卷，第 1 号，1998 年春 / 夏。在此鸣谢 CBC 允许重印此篇。

第三章　自由与责任

[1] 《存在分析与时代难题》为 1946 年 12 月 28 日在圣克里斯托夫·阿姆·阿尔贝格的法国—奥地利高校会议上的演讲稿。经霍格雷费出版社友好授权重印。

[2] 因此，我们绝不能忘却社会因素。即使是在神经症的产生上，我们也不会忽视社会因素。然而，作为心理治疗师，我们不可能发动革命。我们所能影响的，更多的是病人对其社会命运的态度。然而，患者态度的转变肯定不仅作用于他的个人生活，还会激发其政治活力。【原文注】

[3] 弗洛伊德的发现仍适用于很多方面，例如，他的梦的理论依然有效。不过，不应是"自我"在做梦，而是"本我"在做梦，而本我动力学中精神分析理论仍然适用。此外，值得注意的是，在心理治疗乃至整个精神医学领域中，治疗效果并不足以证明其理论假设的正确。精神分析的确是有效的，可能恰好是因为它终究还是在某种程度上向自由

和负责任的自我发出了无声的呼唤。尽管这一理论基础尚不完全可信，但基于此而产生的针对精神分裂症的胰岛素休克治疗方案也被证明是有效的。【原文注】

[4] 促进宗教人士与非宗教人士之间的关系改善十分重要，而这一点应通过突出他们之间的互补（而非对立）关系来实现。其现实成果应是两者有共同的出发点；而在内在领域中，宗教与非宗教人士则可以为了共同行动而凝心聚魂。【原文注】

[5] 曾用于描述认知能力显著衰退患者的过时的医学术语。

第四章 基于短暂性的意义与责任

[1] 《战胜短暂性》这篇文章源自弗兰克尔 1984 年 10 月 23 日在多恩比恩的一场讲座。弗朗茨·维塞利于 2022 年 4 月对其进行转录并编辑。经由维克托·弗兰克尔档案馆友好授权得以刊印。

[2] 伊丽莎白·卢卡斯：《心理精神关怀——意义疗法：向人性尊严进发的心理学转型》，赫德出版社，弗赖堡，1985—1988 年。该书于 1993—1996 年发行两次。经由慕尼黑科

塞尔出版社重新编辑后再次出版，书名为《与生命的约会：对未来的鼓舞》，于 2000—2006 年发行三次。在凯费莱尔的托波斯加出版社，于 2015—2016 年间以相同书名再版两次。

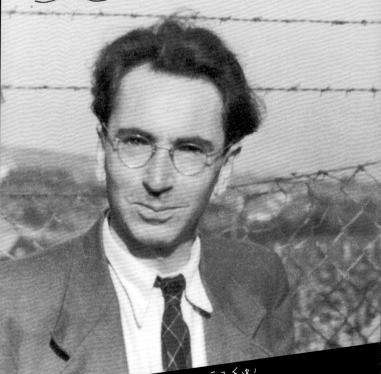

弗兰克尔·原音重现卡
Viktor E. Frankl

最根率一句由始终掌握在赤的自己手中！
那就是——我们面对方種情况时所采取
什么样立场：我们如何应对即些
垂法改变一情况？做运些决定一
自由完全取决於我们自己！
——VIKTOR E. FRANKL
——维克多·E.希兰克尔

扫码穿越时空

听弗兰克尔
"原音重现"

我的美國出版商們喜歡的說辭是：你帶著一種新的心理治療方案，或全新的體系走出了奧斯維辛集中營。然而事實並非如此。其實我是藏著第一本書《醫生與靈魂》的完整手稿進入奧斯維辛的。也正是從這份手稿中我淬煉出生命具有絕對意義的觀點。也就是說，在經歷集中營的苦難之前，你已經認為生活在所有條件下都是有意義的，並且可以擁有意義。儘管我在集中營中歷經磨難，見慣了死亡，可它仍然是我的信念。從這個意義上說，集中營本身更像是一個實驗場，經驗和實驗證實了你這一觀點的合理性。

—— VIKTOR E. FRANKL

—— 維克多·E·弗蘭克爾

译者简介

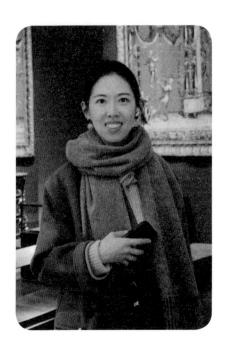

丛婷婷

上海外国语大学与德国弗赖堡大学联合培养德语文学博士

研究方向：中德文学交流

现任教于上海理工大学外语学院